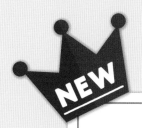

はじめての 脳神経外科看護

"なぜ"からわかる、ずっと使える！

[編著] **横井 靖子**
名古屋市立大学大学院看護学研究科講師

JN014951

MC メディカ出版

🐾 はじめに 🐾

『NEW はじめての脳神経外科看護』を手に取っていただきありがとうございます。

脳神経外科看護と聞いて、どのようなイメージをもちますか。脳神経は「難しい」「わからない」と苦手意識をもっていませんか。安心してください。その気持ちを抱いているのはあなただけではありません。全国各地の脳神経外科病棟で働く皆様から同様の声を聞きます。皆様の「わからない」という気持ちを少しでも解消したい、脳神経外科看護の魅力を少しでも伝えたい、そんな気持ちでこの本を執筆しました。この機会に、長年臨床現場で活躍し、スタッフへの教育経験も豊富な脳神経外科看護のスペシャリストと一緒に勉強してみませんか。

本書は解剖、手術・血管内治療の看護、ドレーン管理、拘縮予防など、日々の看護に必要な項目を厳選して、臨床で必要なポイントをわかりやすく具体的に解説していますので、臨床経験の浅い方にとって力強い味方となるでしょう。そして、注意点、看護実践上の工夫、プラスアルファの知識などがわかりやすくまとめられていますので、新人を指導する立場の方にとっても、より深い知識と指導のポイントがわかる内容になっています。

脳神経外科看護は、患者様が再び自分らしく生きるための看護です。治療に対する診療の補助はもちろん、寝ること、座ること、食べること、コミュニケーションをとること、排泄すること、仕事をするなど社会で生活すること、そのすべてを支援することが脳神経外科看護の特徴です。私は、患者様の生きてきた人生を共に回想し、これからの人生を患者様と共に思い描くために看護の専門性を発揮できる脳神経外科看護が大好きです。この本を手に取っていただいた方にとって、本書が脳神経外科看護への魅力を感じる「はじめの一歩」になれば幸いです。

2023 年 5 月吉日

横井 靖子

Contents

1 章 脳神経の解剖と生理

2 章 脳神経外科の特徴

3 章 神経症状のみかた

🐾ダウンロードして理解度が確認できる振り返りテスト🐾
問題、解説、解答用紙がダウンロードできます。プリントアウトして、復習や知識の整理にご活用ください。

編集・執筆者一覧

🐾 **編 集**

横井靖子　名古屋市立大学大学院看護学研究科講師（脳卒中リハビリテーション看護認定看護師）

🐾 **執 筆**

1章／9章
横井靖子　名古屋市立大学大学院看護学研究科講師（脳卒中リハビリテーション看護認定看護師）

2章／8章
高橋美香　北海道移植医療推進財団 北海道移植コーディネーター
　　　　　　（脳卒中リハビリテーション看護認定看護師）

3章
池田　亮　日本赤十字社愛知医療センター名古屋第二病院看護係長
　　　　　　（脳卒中リハビリテーション看護認定看護師）

4章 ❶～❺
小林雄一　JA 尾道総合病院脳神経外科病棟看護科長（脳卒中リハビリテーション看護認定看護師）

4章 ❻❽
柏原真由　高知県立幡多けんみん病院救急外来副看護長（救急看護認定看護師）

4章 ❼❾
大石拓巳　高知県立幡多けんみん病院ICU（救急看護認定看護師）

4章 ❼❾／7章
加用樹里　高知県立幡多けんみん病院脳神経外科外来（脳卒中リハビリテーション看護認定看護師）

5章
篠田美香　聖マリアンナ医科大学横浜市西部病院5階南病棟副師長
　　　　　　（脳卒中リハビリテーション看護認定看護師）

6章
北原香織　山口大学医学部附属病院看護部継続教育支援室（脳卒中リハビリテーション看護認定看護師）

8章 ❶
新川裕樹　トヨタ記念病院脳卒中センター看護長（脳卒中リハビリテーション看護認定看護師）

＊【4章⑥⑧】森木良. はじめての脳神経外科看護. 大阪, メディカ出版, 2014, 68-71, 76-77を改変して作成.

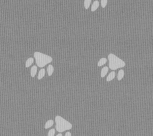

1章

脳神経の解剖と生理

なぜ、患者によって意識障害、運動麻痺、感覚障害、失語などのさまざまな症状が現れるのでしょう。その理由は、脳の場所によって担う機能が異なるためです。さらに、脳の場所によって栄養を届ける血管も異なります。そのため、脳神経外科領域の疾患名を覚えるだけでは十分ではなく、脳神経の解剖と生理を理解し、原因となる病巣や責任血管はどこかを把握することがポイントです。看護に必要な解剖を確認していきましょう。

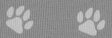

① 大脳半球と機能局在

脳全体の構造

脳の表面

注目！

- 大脳には、多数のしわ（脳溝）と盛り上がり（脳回）があります。
- 大脳は、脳溝や浅い切れ込み（切痕）により、前頭葉、頭頂葉、後頭葉、および側頭葉に分けられます。

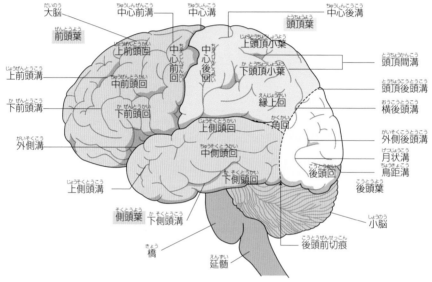

矢状断

注目！

- 左右の脳を隔てている溝（大脳縦裂）に沿って、脳を縦に切断した断面図です。

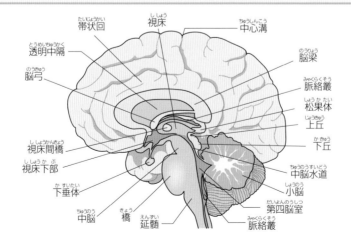

💧 水平断

注目！

● 脳を水平に切断した断面図です。
● 神経細胞が集まった色の濃い部分（灰白質）と神経線維が集まった白色の部分（白質）が区別できます。

前

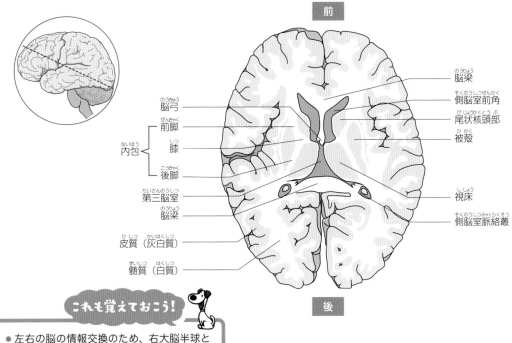

脳弓（のうきゅう）
内包{ 前脚（ぜんきゃく）
膝（しつ）
後脚（こうきゃく） }
第三脳室（だいさんのうしつ）
脳梁（のうりょう）
皮質（ひしつ）（灰白質（かいはくしつ））
髄質（ずいしつ）（白質（はくしつ））

脳梁（のうりょう）
側脳室前角（そくのうしつぜんかく）
尾状核頭部（びじょうかくとうぶ）
被殻（ひかく）
視床（ししょう）
側脳室脈絡叢（そくのうしつみゃくらくそう）

後

これも覚えておこう！

● 左右の脳の情報交換のため、右大脳半球と
左大脳半球は脳梁でつながれています。

💧 冠状断

注目！

● 大脳縦裂と直角に切断した断面図です。

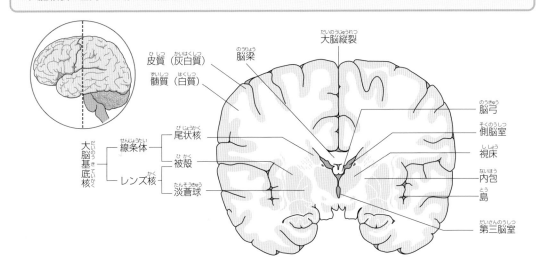

皮質（ひしつ）（灰白質（かいはくしつ））
髄質（ずいしつ）（白質（はくしつ））
脳梁（のうりょう）
大脳縦裂（だいのうじゅうれつ）

大脳基底核（だいのうきていかく）{ 線条体（せんじょうたい）{ 尾状核（びじょうかく）
レンズ核（かく）{ 被殻（ひかく）
淡蒼球（たんそうきゅう） } }

脳弓（のうきゅう）
側脳室（そくのうしつ）
視床（ししょう）
内包（ないほう）
島（とう）
第三脳室（だいさんのうしつ）

11

🐾 大脳の機能局在

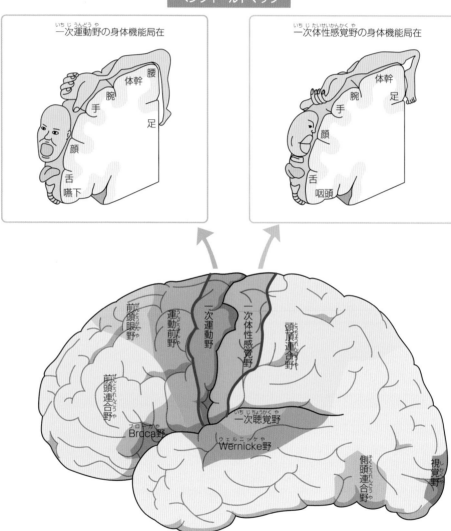

注目！

- 大脳皮質は機能面での違いによって、それぞれ領域ごとに異なる機能を担っています。
- 大脳皮質の運動野と感覚野には、上肢や下肢、顔など体の各部に対応する領域があります。これを体部位局在性といい、わかりやすく示したものがペンフィールドマップです。
- 細かな動きが必要となる顔面や手、敏感な感覚が必要となる手指や顔は大きな領域を占めています。

ペンフィールドマップ

一次運動野（いちじうんどうや）の身体機能局在

腰　体幹　腕　手　足　顔　舌　嚥下

一次体性感覚野（いちじたいせいかんくや）の身体機能局在

体幹　足　腕　手　顔　舌　咽頭

前頭眼野（ぜんとうがんや）　運動前野（うんどうぜんや）　一次運動野（いちじうんどうや）　一次体性感覚野（いちじたいせいかんくや）　頭頂連合野（とうちょうれんごうや）

前頭連合野（ぜんとうれんごうや）

Broca野（ブローカや）　一次聴覚野（いちじちょうかくや）　Wernicke野（ウェルニッケや）

側頭連合野（そくとうれんごうや）　視覚野（しかくや）

連合野の主な働き

前頭連合野	目標を設定し計画を立てる、思考・判断、感情の制御、性格や社会性
頭頂連合野	空間的な身体状況を判断
側頭連合野	人や物の認知機能

② 脳の障害部位と現れる症状

大脳は領域ごとに異なる機能を担っているため、ある機能を担っている脳の部位が損傷されると、
その機能が失われることになります。
脳卒中であれば原因となる血管の支配する領域によって、外傷であれば衝撃の強さや範囲によって、
現れる症状がそれぞれ異なります。

■ 優位半球

 注目！

● 言語野のある側を優位半球、その反対側を劣位半球といいます。

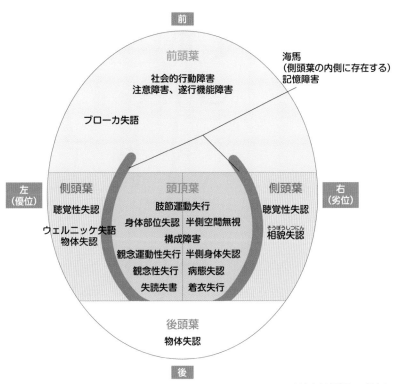

文献4より引用、一部改変

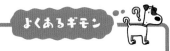 よくあるギモン

なぜ患者の利き腕を確認するの？
右利きの人のほとんど、また左利きの人でも 2/3 は優位半球が左にあるといわれています。左右どちらが優位
半球であると考えられるか、そして障害された機能と残された機能は何かを考えるために確認します。

③ 脳の血管支配

脳動脈の走行

 注目！

- 脳は総頸動脈から分岐する左右の内頸動脈と、鎖骨下動脈から分岐する椎骨動脈の4本の血管で栄養されています。
- 前大脳動脈、中大脳動脈は内頸動脈から枝分かれしています。
- 一方、後大脳動脈は脳底動脈の終枝です。左右の椎骨動脈が合流し脳底動脈になります。

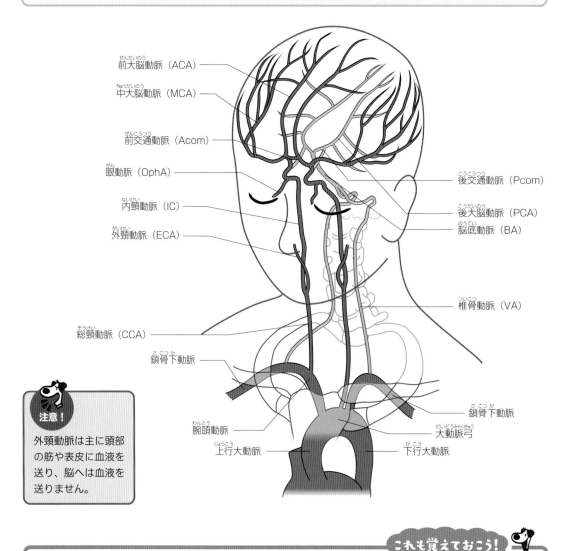

前大脳動脈（ACA）
中大脳動脈（MCA）
前交通動脈（Acom）
眼動脈（OphA）
内頸動脈（IC）
外頸動脈（ECA）
総頸動脈（CCA）
鎖骨下動脈
腕頭動脈
上行大動脈

後交通動脈（Pcom）
後大脳動脈（PCA）
脳底動脈（BA）
椎骨動脈（VA）
鎖骨下動脈
大動脈弓
下行大動脈

注意！
外頸動脈は主に頭部の筋や表皮に血液を送り、脳へは血液を送りません。

 これも覚えておこう！

脳循環自動調節能
- 脳組織は虚血に弱く、血流の低下により簡単に損傷されます。
- そのため、脳には血圧が変動しても脳へ流れる血液量を一定に保とうとする働きがあります。

🐾 脳底部の動脈

注目！

● 内頸動脈と椎骨・脳底動脈は、Willis 動脈輪を形成し、一部の血管が閉塞したり損傷されたりしても他の血管が血流を補い、脳の虚血を防ぐことができます。

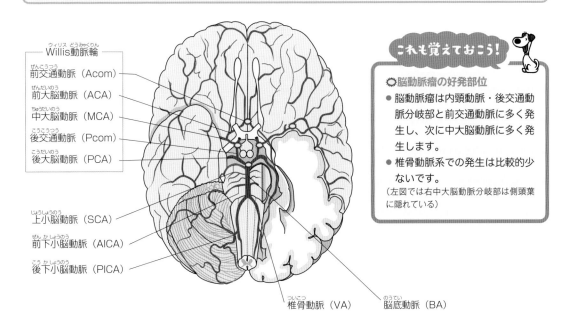

Willis動脈輪（ウィリス どうみゃくりん）
前交通動脈（ぜんこうつう）（Acom）
前大脳動脈（ぜんだいのう）（ACA）
中大脳動脈（ちゅうだいのう）（MCA）
後交通動脈（こうこうつう）（Pcom）
後大脳動脈（こうだいのう）（PCA）

上小脳動脈（じょうしょうのう）（SCA）
前下小脳動脈（ぜん か しょうのう）（AICA）
後下小脳動脈（こう か しょうのう）（PICA）

椎骨動脈（ついこつ）（VA）
脳底動脈（のうてい）（BA）

これも覚えておこう！

❋ 脳動脈瘤の好発部位
● 脳動脈瘤は内頸動脈・後交通動脈分岐部と前交通動脈に多く発生し、次に中大脳動脈に多く発生します。
● 椎骨動脈系での発生は比較的少ないです。
（左図では右中大脳動脈分岐部は側頭葉に隠れている）

🐾 脳幹と小脳の動脈

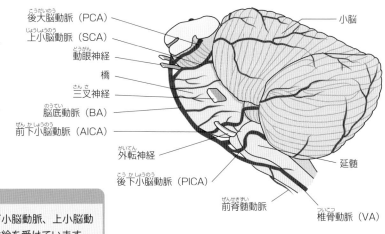

後大脳動脈（こうだいのう）（PCA）
上小脳動脈（じょうしょうのう）（SCA）
動眼神経（どうがん）
橋
三叉神経（さん さ）
脳底動脈（のうてい）（BA）
前下小脳動脈（ぜん か しょうのう）（AICA）
外転神経（がいてん）
後下小脳動脈（こう か しょうのう）（PICA）
前脊髄動脈（ぜんせきずい）

小脳
延髄
椎骨動脈（ついこつ）（VA）

注目！

● 小脳は後下小脳動脈、前下小脳動脈、上小脳動脈の３本の動脈から血液供給を受けています。

🐾 脳動脈の灌流域

大脳内部の動脈支配領域

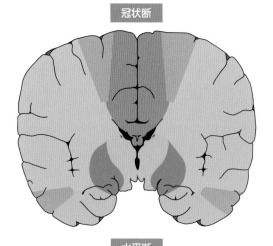

冠状断

- ⬤ 前大脳動脈
- ⬤ 中大脳動脈
- ⬤ 後大脳動脈
- ⬤ 前脈絡叢動脈
- ⬤ 分水嶺

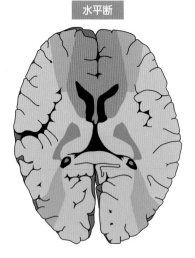

水平断

これも覚えておこう！

分水嶺梗塞
- 血圧が低下すると、前大脳動脈、中大脳動脈、後大脳動脈の支配領域の境界部分（分水嶺）が最も虚血の影響を受けます。
- この部分の梗塞を分水嶺梗塞といいます。

脳幹と小脳の動脈支配領域

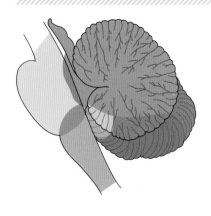

- ⬤ 脳底動脈
- ⬤ 上小脳動脈
- ⬤ 前下小脳動脈
- ⬤ 後下小脳動脈
- ⬤ 前脊髄動脈と椎骨動脈正中傍動脈

④ 脳脊髄液の流れ

注目！

- 脳には脳室と呼ばれる空間（左右の側脳室、第三脳室、第四脳室）があり、脳脊髄液（髄液）で満たされています。
- 4つの脳室はそれぞれ通路でつながれています。
- 脳脊髄液は脳室内にある脈絡叢によって1日に約500mL産生されています。
- 脳室やくも膜下腔を循環している脳脊髄液の量は約150mLで、1日3〜4回入れ替わっています。

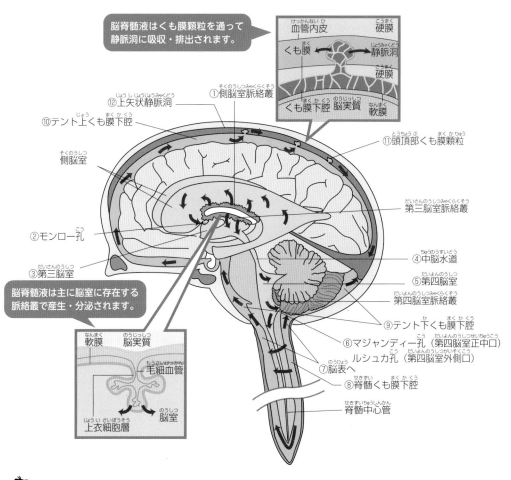

脳脊髄液はくも膜顆粒を通って静脈洞に吸収・排出されます。

脳脊髄液は主に脳室に存在する脈絡叢で産生・分泌されます。

⑫上矢状静脈洞
⑩テント上くも膜下腔
側脳室
②モンロー孔
③第三脳室

①側脳室脈絡叢
⑪頭頂部くも膜顆粒
第三脳室脈絡叢
④中脳水道
⑤第四脳室
第四脳室脈絡叢
⑨テント下くも膜下腔
⑥マジャンディー孔（第四脳室正中口）
ルシュカ孔（第四脳室外側口）
⑦脳表へ
⑧脊髄くも膜下腔
脊髄中心管

血管内皮　硬膜
くも膜　静脈洞
硬膜
くも膜下腔　脳実質　軟膜

軟膜　脳実質
毛細血管
脳室
上衣細胞層

注目！

①側脳室脈絡叢→②モンロー孔→③第三脳室→④中脳水道→⑤第四脳室→
⑥マジャンディー孔/ルシュカ孔→⑦脳表┬────くも膜下腔────→⑨テント下くも膜下腔→
　　　　　　　　　　　　　　　　　　└─⑧脊髄くも膜下腔─┘
⑩テント上くも膜下腔→⑪頭頂部くも膜顆粒→⑫上矢状静脈洞

- このように脳脊髄液はつねに一定方向に循環し、逆流することはありません。

5 # 脳神経系の分布と機能

 注目！

- 脳神経は左右12本ずつあり、頭側から順にⅠ～Ⅻまでの番号がついています。
- 脳神経の神経細胞体が集まった部分を脳神経核と呼び、脳神経と大脳をつなぐ中継地点となります。

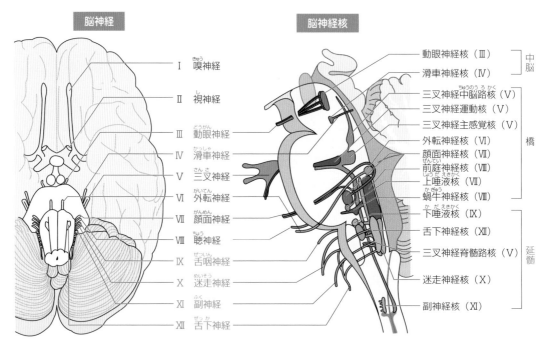

脳神経

Ⅰ	嗅神経（きゅう）	
Ⅱ	視神経（し）	
Ⅲ	動眼神経（どうがん）	
Ⅳ	滑車神経（かっしゃ）	
Ⅴ	三叉神経（さんさ）	
Ⅵ	外転神経（がいてん）	
Ⅶ	顔面神経（がんめん）	
Ⅷ	聴神経（ちょう）	
Ⅸ	舌咽神経（ぜついん）	
Ⅹ	迷走神経（めいそう）	
Ⅺ	副神経（ふく）	
Ⅻ	舌下神経（ぜっか）	

脳神経核

動眼神経核（Ⅲ）	中脳
滑車神経核（Ⅳ）	
三叉神経中脳路核（Ⅴ）（ちゅうのうろかく）	橋
三叉神経運動核（Ⅴ）	
三叉神経主感覚核（Ⅴ）	
外転神経核（Ⅵ）	
顔面神経核（Ⅶ）	
前庭神経核（Ⅷ）（ぜんてい）	
上唾液核（Ⅶ）（じょうだえきかく）	
蝸牛神経核（Ⅷ）（かぎゅう）	
下唾液核（Ⅸ）（かだえきかく）	延髄
舌下神経核（Ⅻ）	
三叉神経脊髄路核（Ⅴ）	
迷走神経核（Ⅹ）	
副神経核（Ⅺ）	

脳神経	型	機能
Ⅰ．嗅神経	感覚	嗅覚
Ⅱ．視神経	感覚	視覚
Ⅲ．動眼神経	運動	外眼筋の運動 （眼球運動の上・下・内転）
	副交感	眼瞼を挙上 瞳孔を収縮
Ⅳ．滑車神経	運動	外眼筋の運動（下方、内方）
Ⅴ．三叉神経	感覚	1）顔面の感覚 2）舌の前2/3の温痛覚・触覚
	運動	咀嚼
Ⅵ．外転神経	運動	外眼筋の運動（外転）
Ⅶ．顔面神経	運動	表情
	感覚	舌の前2/3の味覚 鼓膜・外耳道などの温痛覚
	副交感	唾液腺、鼻腺、涙腺

脳神経	型	機能
Ⅷ．聴神経	感覚	聴覚 平衡感覚
Ⅸ．舌咽神経	運動	嚥下運動（咽頭筋）
	感覚	舌の後1/3の味覚 舌の後1/3、咽頭・耳の温痛覚・触覚 咽頭・頸部の内臓感覚
	副交感	唾液の分泌
Ⅹ．迷走神経	感覚	咽頭、胸と腹の内臓感覚
	運動	嚥下、発声（咽頭や咽頭部の筋）
	副交感	胸と腹の内臓機能
Ⅺ．副神経	運動	頭と肩の運動
Ⅻ．舌下神経	運動	舌の運動

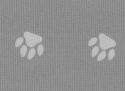

2章

脳神経外科の特徴

脳神経外科疾患には、脳血管障害や脳腫瘍、頭部外傷、脊髄疾患などがあります。対象は小児から老年まで年齢層は幅広く、経過も急性期、慢性期、維持期、終末期とさまざまです。

疾患による脳神経へのダメージは患者の身体、認知、精神的な変化をもたらし、日常生活に大きな影響を及ぼします。そこで本章では、患者の特徴をまとめ、代表的な脳神経疾患の症状について概説します。

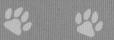

脳神経外科の患者の特徴

症　状

- 意識障害や運動麻痺、言語や嚥下障害、視野や眼球運動の障害などが挙げられます。
- 脳神経の損傷部位によって多彩かつ複合的な神経症状を呈します。

注意！ 同じ疾患でも障害はさまざま。

機能障害

リハビリテーション

- 機能回復や維持、さらに残存機能の促進、生活行動の拡大や自立度向上を目的として、個々の障害に応じてプログラムが組まれます。

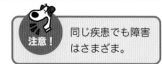

注目！ PT・OT・ST・MSW など多職種で協働して介入します。

社会資源の活用

- 残存した後遺症に応じて、身体障害者手帳の交付や介護認定を受けます。
- 施設入所や在宅療養を継続する場合もあります。在宅療養では住宅改修や福祉用具の利用、訪問リハビリや訪問看護などの医療の継続、介護支援やデイケアの活用など、QOL を維持するために必要な支援を受けます。

高次脳機能障害

- 高次脳機能とは、「記憶」「思考」「判断」などの高度な機能です。
- 障害されることによって、的確な状況判断による行動、理性をコントロールした適切な行動、良好な対人関係の構築などができなくなります。
- 記憶障害による対処方法の検討や就労支援も必要となります。

根拠 社会生活に大きな影響を及ぼすため、自立するためには家族や周囲の障害に対する理解と支援は欠かせない。

遷延性意識障害

- 医療提供が欠かせないため、長期療養を余儀なくされますが、在宅療養へ移行する場合もあります。在宅療養するためには、十分な医療サポートと家族の介護力が必要となります。

根拠 家族の負担はとても大きく、介護指導が必要。

② 脳神経疾患と症状

🐾 脳梗塞

定義	脳動脈の狭窄や閉塞によって、灌流域が虚血となり、脳の神経細胞が壊死に陥った状態	
病型と特徴	**アテローム血栓性脳梗塞** 【原因】頭蓋内外の主幹動脈のアテローム硬化	【危険因子】糖尿病や高血圧、脂質異常など 【発症様式】● 前駆症状として TIA を認めることがある ● 症状は緩徐で段階的に悪化することが多い ※ BAD（branch atheromatous disease）⇒穿通枝動脈入口部の閉塞 （運動麻痺が進行する場合が多く、治療抵抗性である）
	心原性脳塞栓症 【原因】心臓由来の血栓 注意！ 重症化しやすい	【基礎疾患】非弁膜症性心房細動が多く、左房粘液腫や卵円孔開存 のほかに、弁置換術や心筋梗塞の合併症として起こり得る 【発症様式】突然発症 【特有な症状】 ● 脳浮腫を伴う場合がある ● 再開通した場合⇒急激に症状が改善する場合もあるが、末梢皮質枝の閉塞や出血性梗塞が起こり得る 栓子が大きく主幹動脈を閉塞させるため 虚血が広範囲のため 血流が途絶えた脆弱血管への急激な血流再開による出血 栓子の遠位への移動
	ラクナ梗塞 【原因】穿通枝の閉塞	【危険因子】糖尿病や高血圧、脂質異常などの基礎疾患を有する場合が多い 【発症様式】機序や閉塞部位によって異なる 【特徴】穿通動脈は脳内深部に到達する小動脈で、大脳基底核や視床、内包などに発生する

根拠　ラクナとは…フランス語で「湖」／ラテン語で「小さな空洞」。

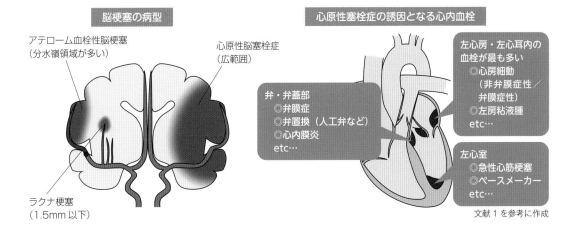

脳梗塞の病型

アテローム血栓性脳梗塞
（分水嶺領域が多い）

心原性脳塞栓症
（広範囲）

ラクナ梗塞
（1.5mm 以下）

心原性塞栓症の誘因となる心内血栓

弁・弁蓋部
◎弁膜症
◎弁置換（人工弁など）
◎心内膜炎
etc…

左心房・左心耳内の血栓が最も多い
◎心房細動
（非弁膜症性／弁膜症性）
◎左房粘液腫
etc…

左心室
◎急性心筋梗塞
◎ペースメーカー
etc…

文献 1 を参考に作成

🐾 脳出血

定義	脳実質内に血腫を形成した状態	
病型と特徴	**高血圧性脳出血** 最も多い	● 高血圧によって血管変化が生じ、脳内小動脈の血管壊死や小動脈瘤の形成によって動脈が破綻あるいは動脈瘤が破裂して起こる
	アミロイド血管症による脳出血 高齢者に多い	● 脳血管内にアミロイド（異常タンパク質）が蓄積し、血管が脆弱となり破綻して起こる ● 高齢者の皮質下出血の原因である可能性が高い
	頭蓋内血管奇形による脳出血 若年性脳出血の大半の原因	● 先天性疾患の脳動静脈奇形、海綿状血管腫などによって血管が破綻、あるいは異常血管に瘤が生じて破裂して起こる
	血液凝固能異常による脳出血 白血病、血友病、DIC、肝機能障害などの基礎疾患を有する	● 血小板の減少や血液凝固因子の低下によって脳内動脈が破綻して起こる

脳出血の部位と症状

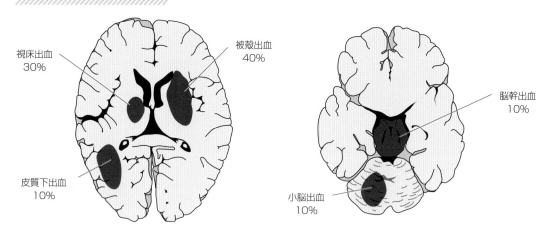

● 症状は部位や出血量、浮腫などの程度によって異なりますが、一般的に下記の症状を呈します。

部位	症状
被殻出血	頭痛、意識障害、病巣と対側の片麻痺、麻痺側の感覚障害、失語症（優位半球）、共同偏視（病巣側へ）
視床出血	頭痛、意識障害、病巣と対側の片麻痺、麻痺側の感覚障害、眼球の内下方偏位
小脳出血	後頭部痛、嘔吐、回転性眩暈、眼振、失調（虫部で体幹、半球で四肢～病巣と同側）、共同偏視（健側へ）
脳幹出血	意識障害、呼吸障害、交代性片麻痺、四肢麻痺、除脳硬直、縮瞳、眼球の正中固定、周期性垂直性眼球運動
皮質下出血	頭痛、てんかん発作、出血部位の巣症状（病巣と対側の運動・感覚障害、同名性半盲、視野障害、失語症など）

🐾 くも膜下出血

定義			くも膜下腔の出血によって、脳脊髄液に血液が混入した状態
原因	非外傷性くも膜下出血	脳動脈瘤	● くも膜下出血の約80%を占める ● 脳主幹動脈に発生した動脈瘤が破裂する ● 危険因子は女性、高血圧、喫煙、アルコール多飲など ● 家族性は4〜10%に認める
		脳動静脈奇形	● 異常血管が原因の出血は5〜10% ● 若年者のくも膜下出血では疑う
		もやもや病や脳脊髄動静脈奇形も原因疾患として挙げられる	
	外傷性くも膜下出血	頭部外傷	頭部への強い受傷がくも膜下腔に出血をきたす
		脳神経外科手術	開頭術に伴う機械的刺激で起こる場合もある

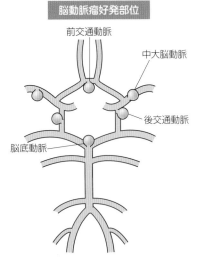

脳動脈瘤好発部位

前交通動脈
中大脳動脈
後交通動脈
脳底動脈

脳動脈瘤破裂時の特徴的な症状

● 主訴：突然、バットで殴られたような激しい頭痛

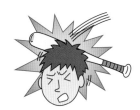

頭蓋内圧亢進症状
● 意識障害
● 嘔吐

髄膜刺激症状
● 項部硬直
● ケルニッヒ徴候

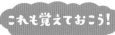 注目！
● 脳内出血を伴う場合は巣症状を呈する。
● 脳浮腫や急性水頭症、脳ヘルニアを伴う場合は、重症化しやすく、呼吸障害や心停止などを引き起こし、危機的状況に陥る。

くも膜下出血重症度：Hunt & Kosnik 分類

grade 0	未破裂脳動脈瘤
grade Ⅰ	無症状か最小限の頭痛および軽度の項部硬直
grade Ⅰa	急性の髄膜・脳症状はみないが、固定した神経学的失調がある
grade Ⅱ	中等度から強度の頭痛、項部硬直をみるが、脳神経麻痺以外の神経学的失調はみられない
grade Ⅲ	傾眠状態、錯乱状態、または軽度の巣症状を示すもの
grade Ⅳ	混迷状態で、中等度から重篤な片麻痺があり、早期除脳硬直および自律神経障害を伴うこともある
grade Ⅴ	深昏睡状態で除脳硬直を示し、瀕死の様相を示すもの

これも覚えておこう！

脳血管攣縮
● くも膜下出血発症から約7日目ごろより出現し、1週間〜2週間持続する。
● 攣縮血管の支配領域の巣症状が出現する。
● 出血の多い外傷性くも膜下出血でも攣縮が起きることがある。

脳腫瘍

定義			頭蓋内に発生した新生物の総称		
	種類				悪性度
原発性脳腫瘍	脳実質外	髄膜腫	髄膜に発生し、最も多い（原発性の30%）		1～3（大半は1）
		神経鞘腫	末梢のシュワン細胞から発生し、さまざまな脳神経から発生するが聴神経が多い		1～4（大半は1）
		下垂体腺腫	下垂体腺組織から発生し、ホルモン産生の有無で機能性と非機能性に分別される		1
		頭蓋咽頭腫	胎生遺残物由来の腫瘍		1
	脳実質内	神経膠腫	脳の神経膠細胞（グリア）から発生	星細胞系→大脳半球に好発	2～4
				乏突起細胞系→皮質下に好発	2～3
				膠芽腫→大脳半球前頭葉に多い	4
		上衣腫	脳室や中心管から発生し、小児脳腫瘍の5～10%を占める		2～3
		髄芽腫	小脳に発生する胎児性脳腫瘍で小脳虫部に好発		4
		血管芽腫	小脳半球に好発		1
		悪性リンパ腫	中枢神経系原発リンパ腫が大半		1
転移性脳腫瘍			中枢神経系以外の腫瘍が血行性に脳へ転移		悪性

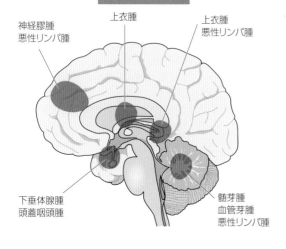

脳腫瘍好発部位

神経膠腫
悪性リンパ腫

上衣腫

上衣腫
悪性リンパ腫

下垂体腺腫
頭蓋咽頭腫

髄芽腫
血管芽腫
悪性リンパ腫

脳腫瘍の悪性度

悪性度分類（WHO分類）

Grade1	増殖能が低く、境界は明瞭、外科的切除単独で治癒の可能性がある
Grade2	分裂能は低いが浸潤性 Grade1よりも局所療法後の再発、あるいは悪性度が進行する傾向にある
Grade3	悪性の組織学的病変（核異型性や分裂能増加）、退形成の組織型および浸潤能を有する
Grade4	高い分裂能と強い浸潤性 壊死も含め、一般的に急速に進行する

文献2を参考に作成

脳腫瘍の症状

頭蓋内圧亢進症状：頭痛・嘔吐・うっ血乳頭

腫瘍の増大や浮腫、脳脊髄液循環障害によって起こります。

脳巣症状：てんかん発作・麻痺や失調、内分泌障害や視力障害、視野障害、言語障害、眼球運動障害 etc…

腫瘍部位に応じたさまざまな症状が出現します。

🐾 頭部外傷

定義		頭部へ外部から衝撃が加わり、頭蓋骨、軟部組織、脳のいずれかに損傷を受けた場合	
	疾患	特徴	注意すべき事項
疾患の種類	頭蓋骨骨折	円蓋部と頭蓋底、外部との交通性の有無で開放性と非開放性に分けられる	開放性骨折では感染症や気脳症など全身管理が必要
	急性頭蓋内血腫 — 硬膜外血腫	中硬膜動脈の損傷によって受傷側に血腫を形成することが多い	衝撃によって一時的に意識障害となり、その後回復するが意識が低下することがある
	急性頭蓋内血腫 — 硬膜下血腫	脳表の動静脈や架橋静脈の損傷によって受傷側の対側に血腫が形成されることが多い	受傷直後より意識障害が出現
	急性頭蓋内血腫 — 脳挫傷	直撃損傷もしくは前頭葉や側頭葉、対極への対側損傷によって脳に挫滅や出血、浮腫が生じた状態	徐々に浮腫を伴い、脳への圧迫によって症状の増悪があり得る
	慢性硬膜下出血	受傷による微量出血などが被膜を形成し、血腫が増大した状態	受傷後約1カ月以降に症状が出現する。高齢者やアルコール多飲者が多く、症状の増悪もあり得る

 看護実践上の工夫

- 血腫増大の可能性が高く、フォロー検査は必須！
  ⇒抗凝固薬服用の有無を確認しよう
  ⇒血液疾患や肝機能障害による血液凝固能異常を確認しよう
- 血腫増大や挫傷による脳浮腫など急激な症状の増悪に注意しよう
- 意識レベルの低下、瞳孔不同を認めたときにはただちに報告しよう

頭蓋骨骨折の種類と引き起こされる病態

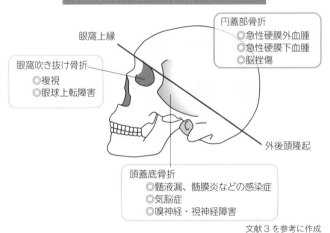

眼窩上縁

円蓋部骨折
◎急性硬膜外血腫
◎急性硬膜下血腫
◎脳挫傷

眼窩吹き抜け骨折
◎複視
◎眼球上転障害

外後頭隆起

頭蓋底骨折
◎髄液漏、髄膜炎などの感染症
◎気脳症
◎嗅神経・視神経障害

文献3を参考に作成

 注目！

- 円蓋部と頭蓋底は眼窩上縁と外後頭隆起を結ぶ線で分けられます。

硬膜外血腫と硬膜下血腫の違い

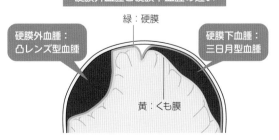

緑：硬膜

硬膜外血腫：凸レンズ型血腫

硬膜下血腫：三日月型血腫

黄：くも膜

25

🐾 水頭症

定義	髄液が頭蓋内腔に過剰に貯留した状態		
髄液循環障害による分類 （後天性水頭症に限定して分類）	交通性	髄液産生亢進	脈絡叢での髄液産生が増加して吸収が追いつかないために、全脳室やくも膜下腔が拡大する
		髄液吸収障害	くも膜顆粒での吸収能力が低下し、全脳室やくも膜下腔が拡大する 正常圧水頭症が該当する
	非交通性	髄液通過障害	脳室〜くも膜下腔の髄液循環路のいずれかで閉塞し、閉塞部位よりも上部の脳室が拡大する

🟦 正常圧水頭症

- 特発性（原因不明）と続発性に分類されます。
- 特発性は高齢者に多くみられます。
- 続発性では、くも膜下出血後が最も多く、頭部外傷や髄膜炎後の数週間〜数カ月経過後に症状が出現します。

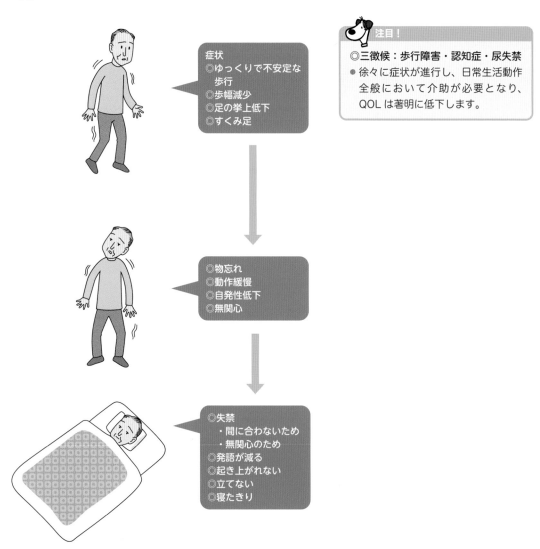

症状
◎ゆっくりで不安定な歩行
◎歩幅減少
◎足の挙上低下
◎すくみ足

🐶 注目！

◎三徴候：歩行障害・認知症・尿失禁
- 徐々に症状が進行し、日常生活動作全般において介助が必要となり、QOL は著明に低下します。

◎物忘れ
◎動作緩慢
◎自発性低下
◎無関心

◎失禁
　・間に合わないため
　・無関心のため
◎発語が減る
◎起き上がれない
◎立てない
◎寝たきり

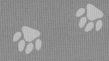
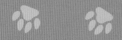

3章

神経症状のみかた

脳神経疾患患者は、意識障害や認知機能障害、失語などの症状によって、自分で症状の悪化や異変を訴えることが難しい、またはできないことがあります。そのため、脳神経看護を行う看護師は神経症状やバイタルサインの変化をとらえ、異常の早期発見や何が起きているのかを判断する必要があります。この章では、神経症状の観察と評価の方法、バイタルサインの変化の意味やその影響について解説していますので、日々の看護に生かしていきましょう。

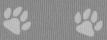

意識とは、自己と周囲を正しく認識する状態であり、大脳皮質と脳幹に存在する上行性網様体賦活系の働きにより保たれています。脳血管障害や脳腫瘍などにより引き起こされる意識障害の程度や経時的変化を客観的に評価し、誰でも同じように把握できる指標で示すことが重要です。

🐾 意識の覚醒メカニズムと意識障害の原因

 注目！

意識の覚醒は、顔や手・足などの末梢からの感覚刺激が脳幹にある上行性網様体賦活系（脳幹にある網様体や視床・視床下部までを含めた経路）を通って視床に到達し、視床から大脳皮質へ伝達することで起こります。

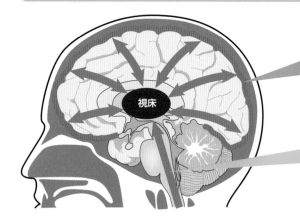

大脳皮質
上行性網様体賦活系からの刺激を受けて、意識を覚醒させ、さまざまな認知機能を果たします。

上行性網様体賦活系
末梢からの感覚刺激などの入力を受けて、大脳皮質を覚醒状態に保ちます。

 注意！

- 脳幹網様体は中脳・橋・延髄などの脳幹に存在し、睡眠・覚醒・意識・呼吸・循環などの生命機能の中枢として重要な部位です。
- 大脳皮質へ刺激を送るだけでなく、大脳皮質や小脳、脊髄へ双方向性に連絡しています。

注目！

つまり、脳幹や視床、大脳皮質などの意識の覚醒に必要な部位やその経路が障害されたときに意識障害が生じます。

AIUEOTIPS

A	Alcohol（アルコール）
I	Insulin（低血糖）
U	Uremia（尿毒症）
E	Encephalopathy（脳症）・Endocrinopathy（内分泌疾患）・Electrolytes（電解質異常）
O	Oxygen（低酸素血症）・Overdose（薬物中毒）
T	Trauma（頭部外傷）・Temperature（高・低体温）
I	Infection（感染症）
P	Psychiatric（精神疾患）・Porphyria（ポルフィリア）
S	Stroke（脳血管障害）・Seizure（けいれん重積）Syncope（失神）・Shock（ショック）

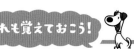
これも覚えておこう！

意識障害の原因は脳の障害だけではありません。全身性の代謝異常などによる二次的な脳の機能障害も考えられます。意識障害の原因検索に、表の AIUEOTIPS（アイウエオチップス）を覚えて鑑別できるようにしましょう。

意識レベルの評価法

 注目！
- 意識障害の程度や経時的変化を客観的に評価し、誰でも同じように把握できる指標で示す方法を身につけましょう。
- 現在、使用されている指標は、Japan Coma Scale（JCS）と Glasgow Coma Scale（GCS）です。

Japan Coma Scale（JCS）

 注目！
このスケールは、桁数（数値）が増えるほど重症になります。

 注意！
- 意識レベルの評価は、最良の点数で採点します。

Japan Coma Scale（JCS）

Ⅰ．刺激しないでも覚醒している状態（delirium、confusion、senselessness）	
1	意識清明とはいえない
2	見当識障害がある（時・人・場所が認識できない）
3	自分の名前、生年月日が言えない
Ⅱ．刺激すると覚醒する状態（stupor、lethargy、hypersomnia、somnolence、drowsiness）	
10	普通の呼びかけで容易に開眼する
20	大きな声または体を揺さぶることにより開眼する
30	痛み刺激を加えつつ呼びかけを繰り返すとかろうじて開眼する
Ⅲ．刺激をしても覚醒しない状態（deep coma、coma、semicoma）	
100	痛み刺激に対し、払いのけるような動作をする
200	痛み刺激で少し手足を動かしたり顔をしかめる
300	痛み刺激にまったく反応しない

注　R：Restlessness（不穏）、I：Incontinence（失禁）、A：Apallic state または Akinetic（自発性喪失）

表記方法
- 一般的には、「JCS Ⅰ-1、JCS Ⅱ-10、JCS Ⅲ-100」などと表記します。
- または、「JCS 1、JCS 10、JCS 100」などと記載する場合もありますし、単純に 10、100 などと表記することもあります。
- 意識が清明な場合は、「JCS 0」と記載します。
- 不穏や失禁、自発性喪失の際には、数字の後ろにそれぞれの英字をつけ、「3-R」「2-I」「2-A」などと表記します。
- 不穏や失禁が同時にあるなどの場合には、「2-RI」などと表記します。

観察方法

①まずは観察

②声をかける
〇〇さん

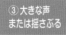
③大きな声または揺さぶる

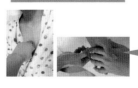
④痛み刺激を与える

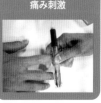
ペンを使用した痛み刺激

 注目！
- 必ず、弱い（最小）刺激から観察し、徐々に強い刺激に変えていきます。

Glasgow Coma Scale（GCS）

注目！
- このスケールは、数字が小さいほど重症です。
- JCS と同様に弱い（最小）刺激から行っていきます。

注意！
◎ JCS では数字が大きいほど重症で、GCS では数字が小さいほど重症です。間違えないようにしましょう。

Glasgow Coma Scale（GCS）　　観察方法

開眼（eye opening：E）	E	
自発的に開眼	4	開眼している、または近づくことで開眼する
呼びかけにより開眼	3	話しかけると開眼する、大声での声かけで開眼する
痛み刺激により開眼	2	話しかけ、開眼を促しても開眼しないが、体を揺さぶったり痛み刺激を与えると開眼する
なし	1	声かけや痛み刺激などにも開眼しない
最良言語反応（best verbal response：V）	V	
見当識あり	5	「時」「人」「場所」に対する、すべての見当識が保たれている
混乱した会話	4	会話はあるが、見当識障害があり、会話の内容に混乱がある
不適当な発語	3	了解可能な発語はあるが、怒ったり、叫んだりし、通常の会話が成り立たない
理解不明の音声	2	うめき声だけであり、意味のある言葉は出てこない
なし	1	言葉がまったく出てこない状況、気管切開や挿管中は 1 もしくは T と表現する
最良運動反応（best motor response：M）	M	
命令に応じて可	6	離握手や開閉眼、四肢の挙上などを命令に従って行える
疼痛部へ	5	痛み刺激を与えた際に、手や足で痛みの部位に払いのけようとする動作がみられる
逃避反応として	4	痛み刺激に対して、逃げるような動作を示す（脇を広げる）
異常な屈曲運動	3	除皮質硬直肢位（痛み刺激に対して、脇は閉めたまま屈曲位になる）下図参照
伸展反応（除脳姿勢）	2	除脳硬直肢位（痛み刺激に対して、脇を閉めたまま上伸展位になる）下図参照
なし	1	痛み刺激に対して、まったく動かない

除皮質硬直肢位　大脳から中脳の障害　　　　**除脳硬直肢位**　間脳から中脳への障害

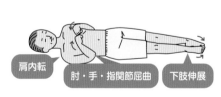

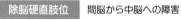

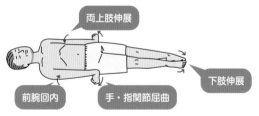

表記方法

- 本来は合計点で表し、正常は 15 点満点で、昏睡状態で最低点の 3 点となります。
- 組み合わせによっては同じ合計点になる場合があるため、一般的には、「GCS E4V5M6」のように、開眼（E）・最良言語反応（V）・最良運動反応（M）の後ろに点数を記載した形で表記します。
- 気管切開患者や挿管中の患者は、「E3VTM4」などと記載し、V の部分に 1 か T を記載します。

注意！
◎意識レベルの評価は、最良の点数で採点します。

🐾 意識レベルの評価（失語症・閉じ込め症候群など）

🔲 失語症患者

注目！

- 脳血管障害や脳腫瘍などにより、失語症を呈することがあります。
- 失語症患者は、失語の種類によって聞いた内容を理解できる場合とできない場合、自分の考えを表出できる場合とできない場合などがあります。
- そのため、失語症患者に対する見当識や従命動作の確認の方法を知っておきましょう。

見当識の確認

- 意識レベルを確認している者が、場所や日付などを順番に口頭や文字で挙げ、失語症患者に正しい答えを選択してもらいます。
- 選択の方法はうなずきや首振り、筆談などで行います。

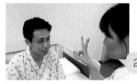

2月？

従命動作の確認

- まずは、口頭での指示で行います。
- それに従わなければ、模倣させてみたり、手足の動きを他動的に誘導したりして動きを見ます。

模倣

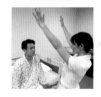

手をあげてください

誘導

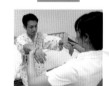

手をあげますよ

🔲 閉じ込め症候群

注目！

- 意識は清明ですが、橋底部の両側障害で四肢麻痺、仮性球麻痺、両側顔面神経麻痺、外転神経麻痺が起きて意思の伝達が不可能となった状態です。
- 動眼神経は正常なので、眼球の上下運動と眼瞼挙上でコミュニケーションが可能です。

例　「YES」なら上を見てください　「NO」なら目を閉じてください

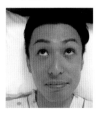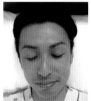

注意！

- コミュニケーションは、言葉による表現だけではありません。
- どのような方法で行えば、コミュニケーションがとれるのかを病態に合わせて考えながら、かかわっていきましょう。

② バイタルサインの評価

脳神経外科看護におけるバイタルサインについて、基本的な変化を理解しましょう。脳ヘルニアなどのように、緊急性のある病態などの早期発見ができるようにしましょう。

🐾 血圧

血圧の基準値・分類

分類	診察室血圧			家庭血圧		
	収縮期血圧		拡張期血圧	収縮期血圧		拡張期血圧
正常血圧	＜ 120	かつ	＜ 80	＜ 115	かつ	＜ 75
正常高値血圧	120～129	かつ	＜ 80	115～124	かつ	＜ 75
高値血圧	130～139	かつ / または	80～89	125～134	かつ / または	75～84
高血圧	≧ 140	かつ / または	≧ 90	≧ 135	かつ / または	≧ 85

家庭血圧値は 135/85mmHg 以上が高血圧

文献 1 を参考に作成

血圧の規定因子

血圧＝心拍出量 × 血管抵抗

● 交感神経の緊張や動脈硬化、食塩の摂りすぎによる腎機能低下などにより血圧は上昇します。
● しかし、高血圧患者の９割は、原因が特定できていません。

高血圧持続による影響

● 脳卒中、心筋梗塞、狭心症、腎機能障害、大動脈瘤などを引き起こします。

脳循環自動調節能

 注目！

● 脳血流を一定に保つための機能として、脳循環自動調節能（auto regulation）があります。
● 脳循環自動調節能は、平均動脈圧が 60～150mmHg の範囲であれば、脳血流を一定に保ちます。
● 高齢者、脳血管障害既往患者では血流の全体値が下がります。
● また、自動調節能の下限域が平均動脈圧の高い値に偏位し、血圧低下で容易に血流量低下を招く状態になります。

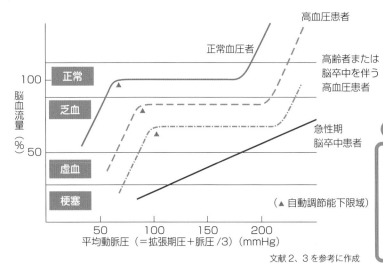

文献 2、3 を参考に作成

 これも覚えておこう！

● 脳梗塞急性期では下限域が高血圧側にシフトします。
● くも膜下出血急性期では自動調節能が消失して血圧依存性に脳血流が変動するとされています。

血圧上昇・低下時の病態と関連要因

	病態	関連要因
血圧上昇時	● 脳神経看護領域で注意すべき病態としては、頭蓋内圧亢進時の血圧上昇が挙げられる ● 頭蓋内では、脳組織80%、脳脊髄液10%、血液10%と決められた容量でバランスを保っている。出血や脳腫瘍により、その容量が増加すると、頭蓋内の圧力が上がり、血圧を上昇させ、脳ヘルニアを引き起こす	● 尿閉や便秘 ● 痛みや呼吸困難などのストレス因子 ● けいれん、嘔吐、咳嗽などの直後
血圧低下時	● 延髄には、血圧を上昇させる中枢が存在する ● 脳出血などにより直接的または間接的に延髄へ障害が与えられると、血圧低下が引き起こされる	● 消化管出血などの出血 ● 下痢や嘔吐の持続による脱水 ● 心筋梗塞や心不全など

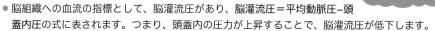

これも覚えておこう！

- 脳組織への血流の指標として、脳灌流圧があり、脳灌流圧＝平均動脈圧−頭蓋内圧の式に表されます。つまり、頭蓋内の圧力が上昇することで、脳灌流圧が低下します。
- 脳は、脳灌流圧が減少したことを感知し、全身の血圧を上昇させて脳血流量を補おうとします。これをクッシング現象といい、徐脈を伴います。

脳卒中の急性期血圧管理

疾患	血圧管理
脳出血	できるだけ早期に収縮期血圧を140mmHg未満に降圧し、7日間維持することは妥当である
脳梗塞急性期管理	収縮期血圧＞220mmHgまたは拡張期血圧＞120mmHgが持続する場合や、大動脈解離・急性心筋梗塞・心不全・腎不全などを合併している場合に限り、慎重な降圧療法を行うことを考慮してもよい
脳梗塞急性期 （t-PA施行予定患者）	収縮期血圧≧185mmHgまたは拡張期血圧≧110mmHgの場合に、降圧療法が勧められる
脳梗塞急性期 （t-PA施行後）	収縮期血圧＜180mmHgまたは拡張期血圧＜105mmHgの場合に降圧療法が勧められる

脳出血やくも膜下出血の急性期の管理としては、再出血予防のため、血圧を低めに保ちます。

文献4を参考に作成

血圧管理の看護

	血圧が急激に変動した場合	術後管理
意識レベルの確認	● 不穏はないか？ ● 意識レベルの低下はないか？　など	目標血圧の維持 ● 医師の指示による血圧管理を守り、血圧変動のある場合には適切な薬剤の使用や医師への報告が必要 術後管理 ● 術後の血圧上昇は、脳浮腫や術後出血による頭蓋内圧亢進を引き起こす ● 頻回に観察し、医師の指示に従って、適切な薬剤の投与などを行う ● 解熱薬の使用により、大量の発汗とともに血圧の低下をきたすことがある
呼吸・脈拍の確認	● 呼吸パターンの変化はないか？ ● 気道確保ができているか？ ● 頻脈や徐脈はないか？	
医師への報告	● 意識レベルの低下や呼吸状態の悪化の際には、すぐに報告する	
薬剤投与の確認	● 指示された薬剤が適切な量で投与されているか？	
経時的なバイタルサインの測定		
随伴症状の確認	● 頭痛・嘔気・嘔吐・四肢のしびれ・めまい・四肢の冷感・脱力感などの有無	

注意！

- 血圧低下時には、血圧を低下させる要因がないか検索しながら、すぐに対応しましょう。
- 血圧上昇時には、やみくもに血圧を下げるのではなく、血圧が上昇する原因がないか検索し、病態を考慮して対応しましょう。

🐾 脈拍

📋 脈拍数の基準値

- 健常成人の安静時の脈拍数は、60〜100回／分程度です。

📋 脈拍数に変化をきたす疾患

頻脈（100回／分以上）	循環血液量減少性ショック・敗血症性ショックなど
徐脈（60回／分以下）	脳圧亢進・甲状腺機能低下症・神経原性ショック・閉塞性黄疸・迷走神経緊張状態など

📋 脳卒中を引き起こす不整脈

❶非弁膜症性心房細動

- 脳塞栓症の発症率は年間5％程度とされており、心房細動のない人に比べ、2〜7倍高いとされています。

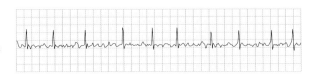

❷洞不全症候群

- 洞不全症候群患者の約16％が脳塞栓症を発症します。

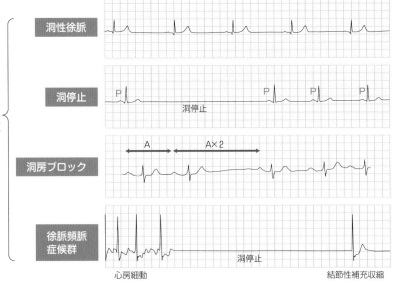

洞性徐脈

洞停止

洞房ブロック

徐脈頻脈症候群

心房細動　　　　　　　　　　　結節性補充収縮

❸完全房室ブロック

- 完全房室ブロック患者の約1.9％が脳塞栓症を発症します。

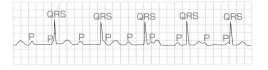

❹心房頻拍

- 心房細動に比較すると頻度は少ないです。

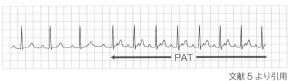

文献5より引用

放置してもよい不整脈

- 洞性不整脈：多くは呼吸性の変動で、若年層に多いです。
- 呼吸性不整脈：呼気に脈拍が遅くなり、吸気に速くなります。小児や高齢者に多いです。
- 散発性の期外収縮
- Ⅰ度房室ブロック

危険な不整脈

致死的な不整脈（心肺蘇生が必要）	● 心房細動 ● 心停止	● 心室頻拍 ● 補充調律を伴わない完全房室ブロック
致死的不整脈に移行する危険のある不整脈（すみやかな処置が必要）	● 多源性の心室性期外収縮 ● short run ● Ⅲ型房室ブロック	● RonT 型心室性期外収縮 ● Mobitz Ⅱ型房室ブロック ● 発作性心室性頻拍
致死的になる危険は少なく、緊急処置は必要ないが、治療が必要なもの	● 頻拍性心房粗動 ● 頻発する期外収縮	● 発作性上室性頻拍

注目！

- くも膜下出血の際に、カテコールアミン増加による不整脈として、心室頻拍（VT）や心室細動（VF）などの致死的不整脈の存在、たこつぼ型心筋症（T波陰転、ST上昇、QT延長など）などがみられることがあります。

たこつぼ型心筋症

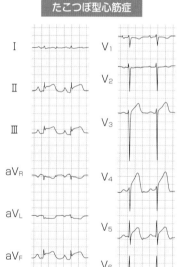

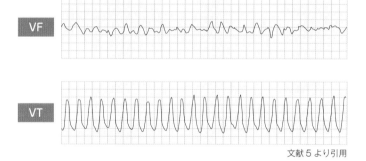

文献5より引用

脈拍管理の看護

- ☑ 致死的な不整脈の把握
- ☑ 原因の除去（発熱・痛み・脱水など）
- ☑ 心電図モニタリングの継続・12誘導心電図の測定
- ☑ 循環器内科へのコンサルト
- ☑ 必要な薬剤の適切な投与

🐾 呼吸

📘 呼吸に関する基準値

成人、空気中酸素 21%での血液ガス基準値	
呼吸回数	15〜20 回 / 分
pH（水素イオン濃度）	7.35〜7.45
PaO_2（動脈血酸素分圧）	80〜100mmHg
$PaCO_2$（動脈血二酸化炭素分圧）	35〜45mmHg
HCO_3^-（重炭酸イオン濃度）	24〜26mEq/L
BE（過剰塩基：base excess）	− 3〜+ 3
SaO_2（動脈血酸素飽和度）	95〜100%

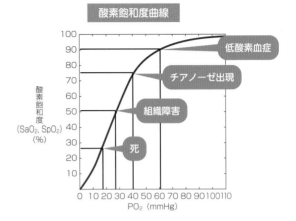

酸素飽和度曲線

📘 呼吸が脳へ与える影響

- 脳では、体に取り入れた酸素の 20〜25%を消費しています。
- そのため、酸素の取り込みが少なくなれば、脳への影響も大きくなります。

・PaO_2 が 50mmHg 以下になると脳血流は増加 ・$PaCO_2$ が上昇すれば、脳血流は増加（血管拡張） →頭蓋内圧亢進

・$PaCO_2$ が減少すれば、脳血流は低下 （血管収縮） →脳代謝障害・脳浮腫の誘発

📘 注意すべき呼吸パターン

- リズミカルな呼吸運動は延髄を中心とする呼吸中枢によってコントロールされています。
- 橋に存在する呼吸調節中枢では、呼吸回数や 1 回換気量の調節をしています。
- そのため、このような呼吸の中枢が障害されることにより、さまざまな呼吸の異常を引き起こします。

①間脳に障害が及ばない場合
正常タイプ

②間脳に障害が進行
チェーン・ストークス呼吸

③中脳に障害が進行
中枢性過呼吸

④延髄にまで障害が進行
失調性呼吸

病変 / 圧迫 / 障害 / 小脳テント
鉤回（経テント）ヘルニア

文献 6 より引用

注意！
- 生命維持のために酸素投与することは重要なことですが、低酸素状態でなければ、必ずしも酸素投与の必要はありません。

📘 呼吸管理の看護

- ☑ PaO_2 = 80mmHg 以 上、$PaCO_2$ = 35〜45mmHg に保つ
- ☑ 痰・唾液の吸引
- ☑ ポジショニング・呼吸理学療法
- ☑ 酸素投与
- ☑ 気道確保
- ☑ 呼吸パターンの把握による異常の早期発見

注意！
- 脳神経疾患では、脳の障害による意識障害の存在や直接的な呼吸状態への影響があり、舌根沈下や誤嚥性肺炎を引き起こすことがあります。
- つねに体位に注意し、観察を行う必要があります。

🐾 体温

🔲 体温に関する基準値

部位	体温
腋窩	36～36.7℃
口腔・鼓膜	36.5～37℃
直腸	37～37.5℃

概日変動

差	0.5～0.7℃
早朝 （AM3～6）	最低
夕方 （PM3～6）	最高

🔲 体温が上昇する主な原因

体温調節中枢の障害	脳卒中や脳腫瘍などによる障害
頭蓋内感染	手術創からの感染や髄膜炎、脳炎など
呼吸器感染	誤嚥、人工呼吸器関連肺炎
尿路感染症	排尿障害や尿道留置カテーテルからの感染
カテーテル熱	長期にわたる中心静脈カテーテル留置
悪性症候群	向精神薬やパーキンソン病治療薬の中断

🔲 体温調節中枢

● 視床下部に存在する温中枢（熱放散の中枢）と冷中枢（熱産生の中枢）が調節を行っています。

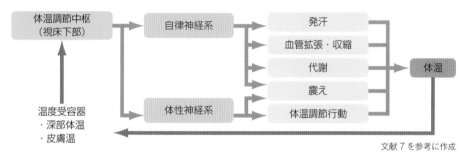

文献7を参考に作成

🔲 体温の上昇が脳に与える影響

● 体温が1℃上昇すると、代謝が13％上昇するため、脳の代謝も促進されます。
● 脳の酸素やエネルギーの消費が増加し、脳浮腫を引き起こします。
● 体温上昇による発汗から脱水を引き起こします。
● 脱水による循環血液量の減少により、脳血流量が減少し、再梗塞のリスクが高まります。
● 脳への酸素供給が減少し脳浮腫を引き起こします。

🔲 体温管理の看護

呼吸器感染症の予防	● 誤嚥予防：体位変換や吸引、口腔ケアを行い、予防する ● 食事への援助：嚥下機能評価を行い、経口摂取開始時期や食形態の選択などを行う ● 経口摂取が開始されても、つねに摂食状況の観察を行う
感染源の除去	● 感染部位の特定と原因の除去（創部や中心動脈カテーテル刺入部の観察、不要な尿道留置カテーテルなど）を行う
安静の保持と身体の清潔	● 余分なエネルギーの消費を避ける ● 脱水予防のための水分管理を行う ● 身体の清潔を保持する（陰部の清潔や不快感の除去など）
冷罨法	● 太い血管が通っている頸部や腋窩、鼠径部に氷枕や氷嚢を当てる ● 側臥位の際に背部に当てることも有効
薬剤の投与	● 抗菌薬の適切な投与を行う ● 解熱薬の投与を行う（血圧低下を招くことがあるため、使用前後の血圧測定を行う）

🐾 脳ヘルニアとバイタルサインの関連

📘 脳ヘルニアとは？

- 脳は硬い骨の中に存在するため、脳出血や脳腫瘍、脳浮腫などの病態により、頭蓋内の容積が増加します。
- そのため、頭蓋内の圧（頭蓋内圧）が上昇し、脳の一部が偏位したり、脳から脊髄へ移行する大孔と呼ばれる隙間などにはみ出す現象を脳ヘルニアといいます。

頭蓋内の構成要素割合

- 血液 10 %
- 脳脊髄液 10 %
- 脳組織 80 %

📘 脳ヘルニアの種類

①鉤ヘルニア	● 中脳の直接圧迫により、動眼神経麻痺（病側の瞳孔散大と対光反射の消失）また大脳脚の圧迫により反対側の運動麻痺の出現がある
②大脳鎌下ヘルニア	● 無症状のことが多いが、前大脳動脈の圧迫により脳梗塞を生じ、対側の下肢の麻痺を生じることがある
③中心性ヘルニア	● 視床や視床下部が圧迫されて、意識混濁・傾眠傾向となる ● 徐々に進行することで、中脳の圧迫により動眼神経麻痺や延髄の障害による呼吸状態が悪化していく
④上行性テント切痕ヘルニア	● 小脳側からの圧迫により中脳の障害が生じ、意識障害や動眼神経麻痺が生じる ● また髄液の通り道である中脳水道などを圧迫し、急性水頭症を生じることがある
⑤大後頭孔ヘルニア	● 小脳病変により大後頭孔に嵌入し、延髄を直接圧迫するため、意識障害や呼吸停止を呈し、最も致命的な経過をたどる

🐕 注目！

- 脳ヘルニアの出現する場所により症状は異なります。
- 脳ヘルニアの部位や程度により、生命の危機に陥ります。
- 障害部位を把握して、出現する症状を予測した観察ができることが重要です。

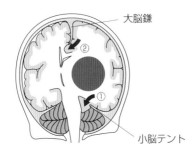
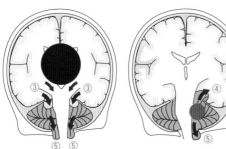

大脳鎌

小脳テント

文献8より引用

脳ヘルニアによるバイタルサインの変化

		正常	発症	代償期		非代償期		死亡
意識状態		意識 →		進行性意識障害				
瞳孔		● ●		一側（同側）散大固定		両側散大固定		
血圧	160 120 80	収縮期 拡張期	頭蓋内圧亢進の開始	脈圧				
脈拍	160 120 80			強い緊張		軽度不整		死亡
呼吸	40 30 20 10			深呼吸		チェーン・ストークス呼吸		
体温　℃		37.0		37.0　　37.5		38.8　　41.0		
				緊急外科的処置の必要		外科的処置無効		

水谷映美子ほか．"脈拍"．今さら聞けない脳神経外科看護の疑問Q&A．石山光枝監．ブレインナーシング春季増刊．メディカ出版，2011，71より転載

③ 瞳孔と眼球運動の観察

意識障害の程度、その原因や障害されている部位を確かめるために、瞳孔の大きさと、対光反射（光を当てたときに瞳孔が小さくなるか）を確認します。瞳孔の左右差も意識障害の原因を探る重要なポイントです。

 瞳孔・対光反射

瞳孔の正常

- 瞳孔径の正常は、2.5～4mm です。
- 2mm 以下を縮瞳、5mm 以上を散瞳と表現します。

瞳孔の測り方

- 瞳孔径は、写真のように瞳孔計などを使って測ります。

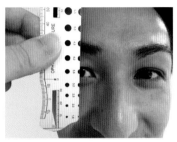

対光反射のみかた

注目！
- 患者には遠くを見てもらいます。
- ペンライトなどの光を前方外側から入れます。
- 光を当てた側の縮瞳を観察する直接反射と、光を当てていない側の縮瞳を確認する間接反射の両方を検査します。

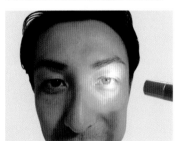

注意！

◎対光反射をみる際、ペンライトなどの近くのものを見つめると、輻輳反射により縮瞳するため、遠くを見つめてもらいます。

対光反射のしくみ

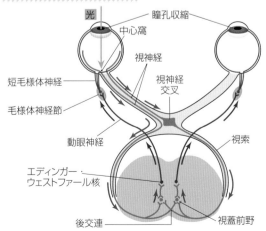

光　瞳孔収縮
中心窩
視神経
短毛様体神経
視神経交叉
毛様体神経節
動眼神経
視索
エディンガー・ウェストファール核
後交連　視蓋前野

注目！
- 対光反射にかかわる神経には、視神経と動眼神経があります。

- 目から入った光の刺激は、視神経を通って、中脳に伝わります。
- 片眼からの刺激でも、中脳で両側に刺激が伝わるため、両眼が縮瞳するという反応がみられます。

3章
神経症状のみかた ③ 瞳孔と眼球運動の観察

39

🐾 瞳孔不同

瞳孔不同とは？

● 左右の瞳孔の大きさが、0.5mm以上の差がある場合をいいます。

瞳孔不同の原因

● 脳動脈瘤（内頸動脈、内頸動脈・後交通動脈分岐部など）、脳ヘルニア、糖尿病、生理的瞳孔不同などがあります。

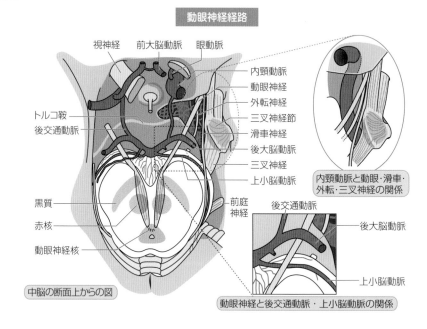

動眼神経経路

視神経　前大脳動脈　眼動脈

内頸動脈
動眼神経
外転神経
三叉神経節
滑車神経
後大脳動脈
三叉神経
上小脳動脈

トルコ鞍
後交通動脈

黒質
赤核
動眼神経核

前庭神経

中脳の断面上からの図

内頸動脈と動眼・滑車・外転・三叉神経の関係

後交通動脈

後大脳動脈

上小脳動脈

動眼神経と後交通動脈・上小脳動脈の関係

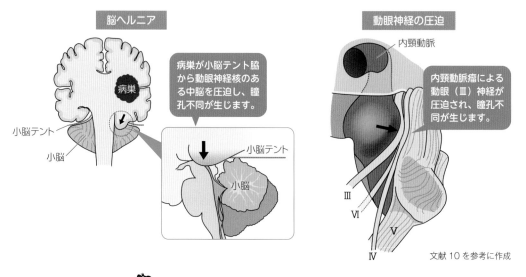

脳ヘルニア

病巣

小脳テント
小脳

病巣が小脳テント脇から動眼神経核のある中脳を圧迫し、瞳孔不同が生じます。

小脳テント
小脳

動眼神経の圧迫

内頸動脈

内頸動脈瘤による動眼（Ⅲ）神経が圧迫され、瞳孔不同が生じます。

Ⅲ
Ⅵ
Ⅴ
Ⅳ

文献10を参考に作成

🐕 注意！
● 生理的瞳孔不同として、1mm以下の瞳孔の左右差がみられることがあります。
● 瞳孔不同の出る原因を追究することが重要です。
● 基本的には、病巣と同側に動眼神経麻痺が生じます。

🐾 眼球運動

眼球運動

● 眼球運動には、動眼神経・滑車神経・外転神経の 3 つの神経がかかわっています。

● 眼球運動にかかわる神経が障害されることにより、眼球の動きが制限され、複視（物が二重に見える）が現れます。

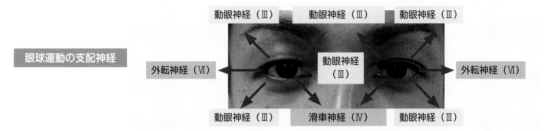

眼球運動の支配神経

眼球運動のみかた

例

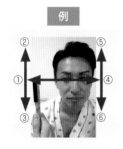

🐕 注目！

● 患者と手の届く範囲（30〜40cm）に離れて、向かい合います。

● 患者に頭を動かさないでペンライトなどを目だけで追いかけるように説明します。必要があれば、頭もしくは顎を押さえて動かないように固定します。

● ペンライトなどを「H」の字を描くようにして観察します。

注視のメカニズム

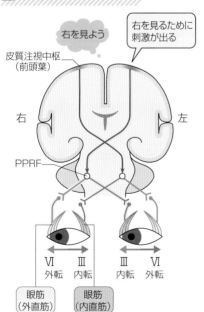

🐕 注目！

● 橋には、眼球を水平方向に動かす中枢となる PPRF（傍正中橋網様体）があります。そのため、橋に障害を受けると水平方向の眼球運動制限が起こります。

● 右を見るときには、左の皮質注視中枢からの刺激が起こり、橋のPPRF に入る前に交叉し、右眼の外転神経、左眼の動眼神経に働きかけることで、両目が一緒に右を向くように動きます。

滑動性運動 (smooth pursuit)	● 静止ないしはゆっくり動いている視覚対象を注視する不随意の運動機能
衝動性運動 (saccade)	● 視野の中に入ってきた興味を引く目標物が何であるか確認したり探したり、読書のときの改行のように新しい固視点に視線をすばやくジャンプ・移動させる機能

文献 11 を参考に作成

■ 共同偏視

けいれん時

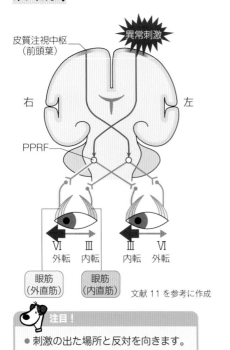

皮質注視中枢
（前頭葉）

異常刺激

右　　左

PPRF

Ⅵ　Ⅲ　Ⅲ　Ⅵ
外転　内転　内転　外転

眼筋
（外直筋）

眼筋
（内直筋）

文献11を参考に作成

注目！

● 刺激の出た場所と反対を向きます。

脳病変（脳血管障害や腫瘍など）

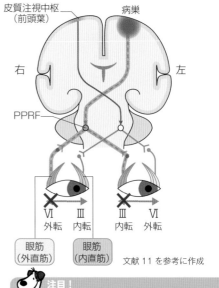

皮質注視中枢
（前頭葉）

病巣

右　　左

PPRF

Ⅵ　Ⅲ　Ⅲ　Ⅵ
外転　内転　内転　外転

眼筋
（外直筋）

眼筋
（内直筋）

文献11を参考に作成

注目！

● 障害側からの刺激がなくなるため、正常（反対側）の力が強くなり、障害側を見るように眼球偏位が起こります。

■ 頭位眼球反射

注目！

● 意識障害のある患者に対して、頭部をすばやく回旋させると頭部の動きと逆方向に眼球が動く現象をいい、「人形の目現象」と呼ばれています。
● 中脳〜橋の機能障害により、この現象が消失します。

人形の目現象

正常

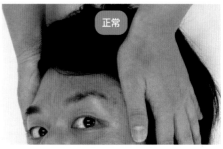

中脳〜橋の障害

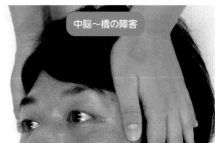

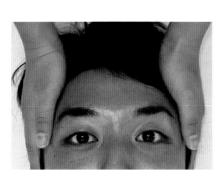

すばやく回旋

④ 四肢の動き（運動麻痺）の評価

脳血管障害や脳腫瘍などにより、運動麻痺を生じることがあります。運動麻痺は日常生活動作（ADL）への障害だけでなく、QOL の低下も引き起こすため、運動麻痺の程度を観察して、継続的に評価できるようにしましょう。

運動麻痺の原因

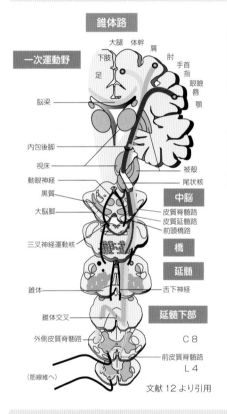

錐体路

一次運動野

大腿 体幹 肩
下肢 肘
足 手首 眼瞼 唇 顎
指

脳梁

内包後脚
視床
動眼神経
黒質
大脳脚
三叉神経運動核
錐体
錐体交叉
外側皮質脊髄路
（筋線維へ）

被殻
尾状核

中脳
皮質脊髄路
皮質延髄路
前頭橋路

橋
延髄
舌下神経

延髄下部
C 8
前皮質脊髄路
L 4

文献 12 より引用

注目！
- 錐体路と呼ばれる運動の神経線維が障害を受けることで、運動麻痺が生じます。
- 障害の程度や場所により、麻痺の程度や部位が異なります。

注意！
◎運動麻痺と感覚障害は、その原因となる通り道（神経連絡線維）が異なるため、同時に出る場合と出ない場合があります。

ペンフィールドマップ（運動野）

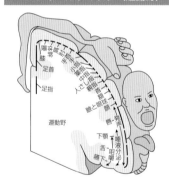

運動野

上肢麻痺のみかた

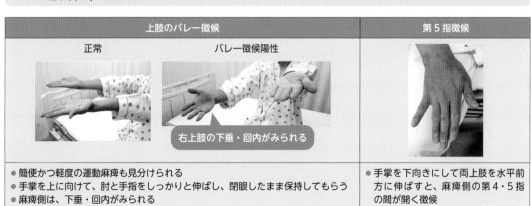

上肢のバレー徴候		第5指徴候
正常	バレー徴候陽性 右上肢の下垂・回内がみられる	
● 簡便かつ軽度の運動麻痺も見分けられる ● 手掌を上に向けて、肘と手指をしっかりと伸ばし、閉眼したまま保持してもらう ● 麻痺側は、下垂・回内がみられる		● 手掌を下向きにして両上肢を水平前方に伸ばすと、麻痺側の第4・5指の間が開く徴候

🐾 下肢麻痺のみかた

▬ 下肢のバレー徴候

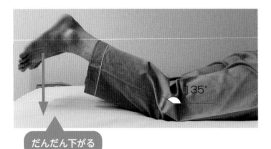

だんだん下がる

- 腹臥位で、膝を 135°くらいに屈曲させて、そのまま保持してもらいます。
- 麻痺側は、だんだん下に下がってきます。

▬ Mingazzini（ミンガッチーニ）試験

（－）正常

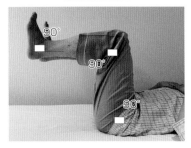

（＋）左下肢下垂

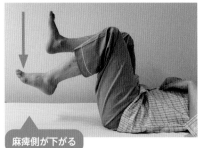

麻痺側が下がる

- 仰臥位で、両下肢を股関節と膝関節が 90°に屈曲した肢位をとってもらいます。
- 麻痺側は、だんだん下に下がってきます。

🐾 筋力のみかた

▬ 徒手筋力テスト（manual muscle test：MMT）

MMT スコア

スコア	意味
5（Normal）	正常。筋力低下なし
4（Good）	軽度筋力低下あり。5と3の間
3（Fair）	重力に反して動かせる。臥床状態ならベッドから持ち上げられる
2（Poor）	重力がかからなければ動かせる。ベッド上を這わせて動かせる
1（Trace）	筋収縮は認められるが、関節運動は起こらない
0（Zero）	筋収縮なし

注目！

- 器具などを使用せず、患者さんの筋力を評価する方法です。0～5のスコアで表示します。
- まったく筋収縮がない場合を「0」、強い抵抗を加えても完全に動くのが「5」になります。
- ポイントは、重力に打ち勝って手や足を動かせるかどうかで、その境目が「3」になります。

🐾 ブルンストロームステージ（Brunstrom stage：BRS）

- 脳卒中における運動麻痺について、初期の弛緩状態から正常な共同運動・協調運動が確立されるまでを表す回復段階の指標になります。
- ただし、必ずしもⅠ〜Ⅵの順に経過するとは限りません。
◎判定方法は、1つ以上の課題が可能な最も高いstageを採用します。

段階：基本概念	上肢	下肢	手指
Stage Ⅰ 随意運動がみられない 弛緩状態	弛緩性 随意運動なし	弛緩性 随意運動なし	弛緩性
Stage Ⅱ 共同運動がわずかに出現 連合反応が誘発される	わずかな 1）屈曲共同運動出現 2）伸展共同運動出現 3）非麻痺側上肢抵抗による連合運動出現	わずかな 1）屈曲共同運動出現 2）伸展共同運動出現 3）非麻痺側下肢の抵抗運動によるレイミステ現象	全指屈曲がわずかに可能 （随意的屈曲はほとんど可能な状態）
Stage Ⅲ 随意運動の出現 十分な共同運動	明らかな関節運動を伴う 1）屈曲共同運動可能 2）伸展共同運動可能	明らかな関節運動を伴う 1）屈曲共同運動可能 2）伸展共同運動可能	総握りが可能だが、随意的に離すことができない
Stage Ⅳ 共同運動が崩れ、分離運動が部分的に可能	1）肘伸展位での肩屈曲90°可能 2）肘屈曲90°での前腕回内・回外 3）腰の後ろに手を持っていく	1）座位で足を床上で滑らせながら膝屈曲90°以上可能 2）座位で膝屈曲位での足関節背屈が可能（かかとを床につける）	1）横つかみ可能で母指の動きで離すことが可能 2）不十分な全指伸展（半ば随意的にわずかに可能）
Stage Ⅴ さらに分離運動が進展した状態。一部の動作に努力要	1）肘伸展位で手を頭上まで挙上可能 2）肘伸展位での前腕回内外 3）肘伸展前腕回内位での肩外転90°可能	1）立位で股関節伸展位で膝の屈曲90°以上 2）立位で脚を少し前に出し、膝伸展のまま足背屈が可能	1）手掌（対向）つまみ可能 2）円筒、球握り可能 3）指の総開き可能
Stage Ⅵ 分離運動が自由に速く行える。やや巧緻性に欠く	Stage Ⅴまでの分離運動がすみやかに、協調性をもって行える。正常もしくは非麻痺側に近い	1）座位で下腿の内外旋可能（足内反、外反を伴う） 2）立位での股関節外転	すべてのつまみ、握りが円滑に可能となり、随意的な指伸展が全可動域に十分可能

🟦 連合反応とは？

- 健側に力を入れた際に、対側もしくは同側性の麻痺側の筋収縮がみられることです。

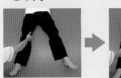

①健側を押さえ、両足をつけるように指示する　②麻痺肢が健側に動く

- 対側性連合反応
  上肢：対称性
  下肢：内外転・内外旋については対称性、屈伸については相反性
- 同側性連合反応・主に同種
  上肢の屈曲→下肢の屈曲
  下肢の伸展→上肢の伸展

🟦 共同運動とは？

- 屈筋または伸筋パターンによる動きです。

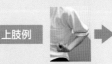 上肢例 下肢例

共同運動パターン

	屈筋	伸筋
肩甲帯	挙上・後退	前方突出
肩関節	屈曲・外転・外旋	伸展・内転・内旋
肘関節	屈曲	伸展
前腕	回外	回内
手関節	掌屈	背屈
手指	屈曲	伸展
股関節	屈曲・外転・外旋	伸展・内転・内旋
膝関節	屈曲	伸展
足関節	背屈・内反	底屈・内反
足趾	背屈	底屈

- 上肢の屈筋共同運動では肘屈曲が最強の要素で、はじめに出現する。伸筋共同運動では大胸筋（上腕の内旋・内転）が最も強い要素である。回内筋の緊張も出現しやすいが、随意的に回内する能力は後まで発達しない。肘伸展は弱い要素である。
- 下肢の屈筋共同運動では股関節屈曲が最強の要素である。足関節背屈は股関節屈曲の刺激によって誘発されやすい。股関節外転や外旋はさほど強くない。膝伸展が強い。重度の患者では内転筋の要素が強く、患側肢が健側の前面で交差する。股関節伸展は弱い要素である。

⑤ 脳卒中急性期評価（NIHSS）

NIHSS は、脳卒中急性期における重症度判定の 1 つで、意識障害だけでなく、運動、知覚、言語、視野などの神経脱落症状を総合的に評価するものです。脳梗塞の際の rt-PA 治療の際に必須となっている評価スケールです。

❤ NIHSS：National institute of Health Stroke Scale

注目！
- 15 項目の神経学的所見を 3～5 段階で評価します。
- 0 点が正常で、点数が高いほど重症です。

注意！
◎評価時の注意事項
- 必ず項目順に評価し、結果をすぐに記録し、迅速に進める。
- 検査済みの項目に戻って評点を変えてはならない。
- 各項目に定められている方法に従って評価する。
- 実際に遂行したことに基づいて行い、推測で評点しない。
- 繰り返し要求して、患者を指導したり、がんばらせない。

番号	項目	スコア	解説
1a	意識レベル	0：覚醒 1：簡単な刺激で覚醒 2：反復刺激や強い刺激で覚醒 3：反射肢位以外は無反応	● 覚醒しており、刺激に鋭敏に反応すれば 0 点 ● 声かけなどの軽い刺激で覚醒し、質問や従命に応じれば 1 点 ● 繰り返しの刺激や痛み刺激で覚醒すれば 2 点 ● 反射的な動きや無反応の場合は 3 点
1b	意識レベル 質問	0：2 問とも正答 1：1 問に正答 2：2 問とも誤答	◎今の「月」と「年齢」を質問する。患者にヒントは出さないようにする ● 失語や昏睡などで質問がわからない場合は 2 点 ● 気管挿管などで話せない場合には 1 点
1c	意識レベル 従命	0：両方の指示動作が正確に行える 1：片方の指示動作のみ正確に行える 2：いずれの指示動作も行えない	◎「開閉眼」と「離握手」の一段階命令（手を握ってください、など）を行う ● 脱力などで完全な動作ができなくても明らかに応じていれば可とする ● 命令に応じない場合には、模倣により評価する ● 両手が外傷などで使えない場合は、他の一段階命令を行って評価する 開閉眼　　　　離握手 　把握反射により握ってしまうことがあるため、直接手を握らないようにします。
2	注視	0：正常 1：部分的注視麻痺 2：完全注視麻痺	◎頭部を固定し、目だけで左右への水平眼球運動をみる ● 完全に両側眼球が正中を越えて左右に水平移動できれば 0 点 ● 共同偏視ではあるが、わずかにでも眼球運動が認められる場合は 1 点 ● 完全注視麻痺もしくは、頭位眼球反射でも眼球が動かない場合は 2 点 視線の目標を左右に動かします。　顔が動かないように頬や額を押さえます。
3	視野	0：視野欠損なし 1：部分的半盲（四分盲も含む） 2：完全半盲（同名半盲を含む） 3：両側性半盲（皮質盲を含む全盲）	◎対座法で一眼ずつ上下 1/4 視野を検査する ● 患者もしくは検者が片眼を覆い、視点を固定するように指示する ● 患者と検者が正面で向き合い、両者からの等距離の中間で行い、検者も容易に見える視野で行う 臥床時　　　　座位時 　必ず患者と正面で向き合うようにします。

番号	項目	スコア	解説
4	顔面麻痺	0：正常 1：軽度の麻痺（鼻唇溝の平坦化、笑顔の非対称） 2：下部顔面の完全麻痺 3：一側または両側の完全麻痺	◎目を大きく開ける、もしくは眉毛を上に上げるようにして上半分（額）の顔面麻痺をみる。また、笑顔や歯を見せるようにして、下半分（眉より下）の顔面麻痺をみる ● 大きく目を開かせて眉を上げたときに、額のしわがなければ 3 点 ● 歯を見せる（いわゆる“イー”の口）や笑顔をつくってもらい、下半分（眉より下）が左右非対称ではあるが動いていれば 1 点、完全に下半分が動いていなければ 2 点 ● 模倣での指示も可能 ● 反応が乏しく従命にも応じない場合には、痛み刺激などで顔面の麻痺の状況を観察する ● 下半分が非対称ではあるが動いていれば 1 点 ● 下半分が完全に麻痺であれば 2 点　● 半分が完全に麻痺であれば 3 点
5a	左上肢	0：下垂なし（10 秒保持可能） 1：10 秒以内に下垂 2：重力に抗するが 10 秒以内に落下 3：重力に抗する動きがみられない 4：まったく動きがみられない	◎臥床時は 45°（座位では 90°）に挙上し、10 秒間保持する ● 必ず 1 肢ずつ行う ● 麻痺がなければ左上肢から行うが、麻痺が明らかな場合は健側から評価する ● 失語症患者では、模倣などにより実施するが、痛み刺激などの不快な刺激での実施はしない ● 肢切断や関節癒合の患者は検査不能（UN）として詳細を記載する
5b	右上肢	0：下垂なし（10 秒保持可能） 1：10 秒以内に下垂 2：重力に抗するが 10 秒以内に落下 3：重力に抗する動きがみられない 4：まったく動きがみられない	
6a	左下肢	0：下垂なし（5 秒保持可能） 1：5 秒以内に下垂 2：重力に抗するが 5 秒以内に落下 3：重力に抗する動きがみられない 4：まったく動きがみられない	◎下肢を 30°まで挙上し、5 秒間保持する ● 必ず 1 肢ずつ行う ● 麻痺がなければ左下肢から行うが、麻痺が明らかな場合は健側から評価する ● 失語症患者では、模倣などにより実施するが、痛み刺激などの不快な刺激での実施はしない ● 肢切断や関節癒合の患者は検査不能（UN）として詳細を記載する
6b	右下肢	0：下垂なし（5 秒保持可能） 1：5 秒以内に下垂 2：重力に抗するが 5 秒以内に落下 3：重力に抗する動きがみられない 4：まったく動きがみられない	

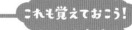

これも覚えておこう！

5a・b、6a・b 評価の判断基準

0 点：問題なく手や足を挙げて保持できる

1 点：手や足を挙上できるが、保持できずにふらふらと下がる（ベッドまでは落ちない）

2 点：手や足を挙上できるが、保持できずにベッドまで落下する

3 点：手や足を挙上できないが、ベッド上を水平方向（横）に動かすことができる

4 点：まったく動かない

番号	項目	スコア	解説
7	運動失調	0：なし 1：1肢にあり（片側上肢のみ、または下肢のみ） 2：2肢にあり（片側上下肢ともにある）	◎一側の小脳症状の有無を、指―鼻―指試験と膝―踵試験で評価する ● 開眼した状態で実施する ● 検査を理解できない場合や麻痺のある場合は失調なし（0点）とする ● 肢切断や関節癒合の患者は検査不能（UN）として詳細を記載する 指―鼻―指試験 ◎検者の指先と患者自身の鼻先を交互に触ってもらう 指を遠くまで伸ばすことでわずかな異常を発見しやすいため、肘が伸びきる位置で行います。 膝―踵試験 ◎患者自身に一方の足の踵でもう一方の膝を2回トントンと叩き、その後踵をすねに沿って足先まで滑らせてもらう
8	感覚	0：正常 1：軽度〜中等度の障害 2：高度の障害	◎針刺し刺激（pinprick：爪楊枝など）を、できるだけ多くの身体部位（手を除く上肢、下肢、体幹、顔面）に与えて検査する ◎末梢神経障害から起こる感覚異常は、四肢末梢（手首・足首より先）に出やすいため、脳卒中による感覚障害の観察は体幹に近い部分で観察する ● 患者には閉眼してもらい観察を行う ● 混迷や失語症患者においては、痛みのような不快な刺激による逃避反応で評価しても構わない ● 感覚が重度もしくは完全に失われている場合は2点 ● 脳幹障害による両側性の感覚障害は2点 ● 反応のない四肢麻痺患者は2点 ● 項目1aが3点の昏睡患者は自動的に2点となる 注：実際には服の上からでなく直接皮膚に刺激を与える

番号	項目	スコア	解説
9	言語	0：正常 1：軽度の失語 2：高度の失語 3：無言または全失語	① 患者に絵のシートを見せて、その中で起きていることを述べてもらう ② 呼称シートに示した物の名前を言ってもらう ③ 文章シートに示した文章を読んでもらう ● 視覚障害により検査ができない場合には、手で触ってもらい物品の同定をしてもらったり、復唱させたり、言葉を発するように指示する ● 挿管患者などでは、書字を指示する ● 項目 1a が 3 点の昏睡患者は自動的にこの項目も 3 点になる ● 明らかな流暢性・理解力の障害があるが、患者の反応から答えを同定できる程度の失語であれば 1 点 ● コミュニケーションはすべて断片的で、患者の反応から答えを同定することが困難な場合は 2 点 ③ 分かっています／地面に落ちる／仕事から家に帰った／食堂のテーブルのそば／昨夜ラジオで話しているのを聴きました
10	構音障害	0：正常 1：軽度～中等度の障害 2：高度の障害	◎ 失語がなければ、単語シートを提示して読ませたり復唱させたりして、話し方を検査する ● 重度の失語があれば、自発語の不明瞭さで判断する ● 気管挿管や発語ができない何らかの障害があれば検査不能（UN）として理由を記載する ● 検査の際に構音障害がないと確認できるときには 0 点 ● 構音障害がある場合は、検者が言葉を理解できるかどうかで判断する。理解できないほど不明瞭か理解不能な言葉であれば 2 点になる 単語シート ママ／はとぽっぽ／バイバイ／とうきょう／かたつむり／バスケットボール
11	消去現象と注意障害	0：正常 1：不注意 or 消去（1 つの感覚様式） 2：著しい半側不注意 or 消去（2 つ以上）	◎ 視覚的、皮膚への感覚的、あるいは聴覚的な両側同時刺激を行い、両側とも認識できるか検査する ● 患者に閉眼してもらい、顔面や上肢の左右に片方ずつ触れて、どちらに触れたかを尋ねる。触ったほうを正しく答えられる場合に、左右同時に触れて両方に触れたと答えられるかをみる ● 視覚は左右両側の視野で同時に指を動かして見せる。聴覚は閉眼してもらい、左右両側の耳の横で指をこするようにして検査する。いずれも片側ずつ刺激し、刺激を正しく判断できた場合に、両側同時刺激により両側の刺激があると答えられるかをみる ● 視覚、触覚、聴覚、空間、自己身体のうち、1 つの感覚様式で不注意があるものを 1 点、2 つ以上の場合は 2 点 触覚 視覚　　聴覚

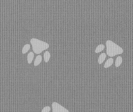

4章

外科手術の看護

脳神経外科手術にかかわっていて、「この症状はなぜ起こるんだろう」「観察の意味はなんだろう」と感じたことはありませんか。本章では、看護師にとって身近な「脳外科手術」をテーマに「手術の概要・観察のポイント・症状の意味・看護」を説明します。病棟勤務の場合、手術を直接見る機会が少ないため不安を感じやすいですが、実は意外にシンプルであることに気付けます。そしてきっと、観察・看護に自信がもてるようになります。本章が、脳外科手術の看護を行ううえでの手引きになればうれしいです。

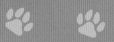

① 外科手術一覧と特徴

脳神経外科の手術の特徴は、生命にかかわり緊急性が高い場合が多いことです。ここでは看護師として一般的にかかわる機会の多い、開頭術・穿頭術・定位的脳手術、頸動脈内膜剝離術（CEA）・神経内視鏡手術・経蝶形骨洞手術の方法と特徴についてまとめます。

開頭術

手術の特徴

- 皮膚・筋膜・頭蓋骨・硬膜・くも膜などを開けて脳を露出させて行う手術です。
- 切開範囲は手術操作が有効・安全で、皮膚の血流が保たれる必要最小限です。
- 多くは髪の毛で術後の創部が隠れるよう配慮されます。
- 全剃毛は感染の危険性が高く、部分除毛や無除毛で行われることが多いです。
- 繊細な操作を必要とする場合、頭部をピンで固定し顕微鏡を用いて行います。
- 手術する部位で異なりますが、脳のしわをヘラで分けたり、脳に小さな切開を加えて目標にアプローチします。

代表的な適応疾患

- 脳動脈瘤（脳動脈瘤クリッピング術）
- 脳腫瘍（脳腫瘍摘出術）
- 外傷（急性硬膜下血腫・急性硬膜外血腫などの血腫除去術）
- 脳出血（開頭血腫除去術）
- 頭蓋内圧亢進時の外減圧
- 三叉神経痛
- 顔面けいれん（脳血管神経減圧術）など
- 脳血管吻合術（STA-MCA 吻合術など）

脳腫瘍摘出術

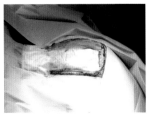

①開頭前

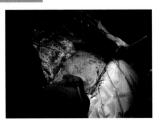

②皮膚切開

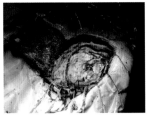

③開頭

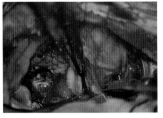

④腫瘍摘出

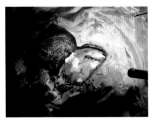

⑤硬膜縫合・骨弁固定

穿頭術

手術の特徴

- 局所麻酔を用いて行います。
- 頭蓋内の出血を抜いたり、組織を生検したりする目的で行うことが多い方法です。
- 頭皮に 3cm 程度の皮膚切開を行い、ドリルで 1.5cm 程度の小さな穴を開けその穴から目的に到達します。
- 頭蓋骨の穴は、人工物などで再建することもありますが、しない場合でも次第に骨は形成されます。
- 穿頭術は慢性硬膜下血腫の治療に多く用いられます。穿頭後硬膜を切開し、中の血腫を吸引するとともに生理食塩水で洗浄する手術です。
- 脳室ドレナージを行う場合や、シャントチューブを脳室内に挿入するためにも行われる手術です。

代表的な適応疾患

- 慢性硬膜下血腫（穿頭血腫除去術）
- 水頭症（脳室ドレナージ・シャント術）
- パーキンソン病（定位的脳深部刺激術）など

穿頭血腫除去術

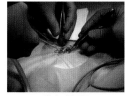
①皮膚切開

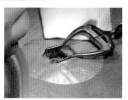
②皮膚切開

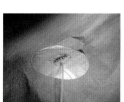
③穿頭

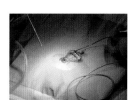
④血腫吸引・洗浄

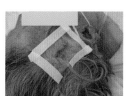
⑤ドレーン留置・閉創

⑥創保護・ドレーン固定

脳室ー腹腔短絡術（V-P シャント）

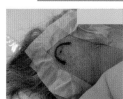
①穿頭前

②皮膚切開

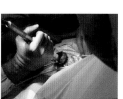
③穿頭

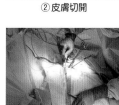
④パッサーによる皮下通し

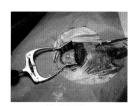
⑤脳室管・
圧可変バルブ留置

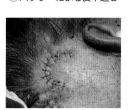
⑥閉創

- シャント手術には他に脳室ー心房（V-A）シャント、腰椎ー腹腔（L-P）シャントがあります（p.124 参照）。

🐾 定位的脳手術

📊 手術の特徴

- 頭蓋内の出血を抜いたり、組織を生検したりする目的で行うことが多い方法です。
- 脳の深部にある小さな領域へ正確に到達し、手術する方法です。
- 頭部に定位的脳手術用の固定フレームを装着、CT・MRIを撮影し部位の座標を計測します。
- 血腫の場合、定位脳装置を用いて細い吸引管で血液を吸引します。

📊 代表的な適応疾患

- 脳内血腫（CT誘導定位吸引術）
- 脳腫瘍など（脳病変組織生検術）
- パーキンソン病（定位的脳深部刺激術）など

これも覚えておこう！

手術ナビゲーション
- これまで亜急性期の高血圧性脳出血に対し、固定フレームを用いた定位的脳手術が行われてきました。近年では内視鏡手術手技が確立し、さらに手術ナビゲーションシステムが普及しています。
- 手術ナビゲーションとは、手術中術者がどこに触れているかをリアルタイムに確認できる装置です。術前に撮影したCT・MRIをもとに脳の位置測定を行い、センサーを用いて手術器具の位置測定を行いながら手術を確実に行うものです。血腫吸引術の場合、従来の吸引管で行う場合と神経内視鏡を用いて処置する場合があります。
- 手術ナビゲーションシステムは脳腫瘍摘出術などにも用いられ、摘出範囲判断に活用されています。

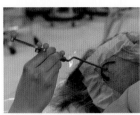
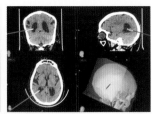

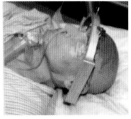
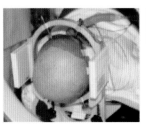
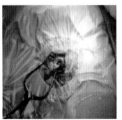
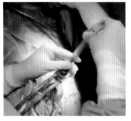

| ①フレーム取り付け | ②CT撮影・座標決定 | ③穿頭・バーホール作製 | ④血腫吸引 |

永田和哉・河本俊介. 脳神経外科の基本手技：糸結びからクリッピングまで. 中外医学社, 2003, 124-6 より転載

これも覚えておこう！

- 開頭血腫除去術は救命を目的に行われます。対して定位的脳手術は血腫をできるだけ除去することで脳の圧迫を軽減し、脳の機能回復を早める目的で行います。
- 局所麻酔で行えるため、全身麻酔に比べて身体への負担は軽いといえます。
- 問題点としては、直接目で見て手術ができないのですべての血腫を取り除くのが難しいことや、再出血が起こる可能性が4%程度あることです。

頸動脈内膜剥離術（CEA）

手術の特徴

- 動脈硬化により狭窄した頸動脈の内膜を、頸動脈を切開して取り除く手術です。
- 血流の改善が目的ですが、起こった脳梗塞を回復させる治療ではなく、脳梗塞を起こさないための手術です。
- 人工呼吸器管理下で手術が行われます。
- CEA が適応になるのは頸動脈の狭窄があり、脳梗塞を発症したか、その危険性が高い患者です。脳梗塞の発症・再発を防止するために抗血小板薬を内服している可能性が高いですが、加えて術中に血管内に血栓ができないよう抗凝固薬のヘパリンが全身投与されます。
- 術直後に血栓ができ、内膜剥離部が急性閉塞することがあります。

注意！
- 術後、過灌流症候群が起こることがあり、厳重な血圧管理が必要です。
- 術後出血が多い場合、気道狭窄を起こす危険性があります。
- 手術により迷走神経の枝や舌下神経を傷つけた場合、嚥下障害・嗄声や舌運動障害を起こす可能性があります。

注意！
- ◎抗血栓薬を投与したまま行うため、術後出血に注意が必要です。

代表的な適応疾患

- 頸動脈狭窄症

過灌流症候群
- 過灌流症候群は血流が低下していた脳血管に、手術後大量の血液が流れ込むことで起こります。
- 症状は頭痛・けいれんなどですが、最も重症な場合は脳出血をきたします。確実な血圧管理が必要です。

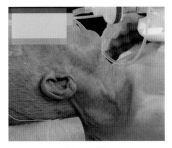
①切開準備

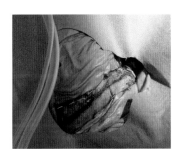
②切開前

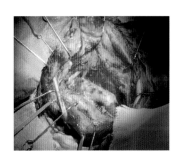
③頸動脈の露出

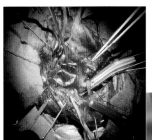
④頸動脈切開・プラーク除去　　プラーク

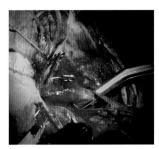
⑤頸動脈縫合

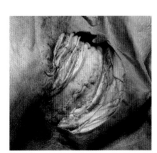
⑥閉創

🐾 神経内視鏡手術

📚 手術の特徴

- 神経内視鏡を用いて行います。脳神経外科手術による脳のダメージの減少が見込めます。
- 他の内視鏡と同じように硬性鏡と軟性鏡があり、目的によって使い分けます。
- 内視鏡のみで行う手術と、一般の顕微鏡下で行う手術に内視鏡を併用する手術があります。
- 顕微鏡では見えない部分を内視鏡で観察し、死角を減らすことでより安全に手術を行えます。
- 脳内血腫手術の場合、直接観察しながら止血ができるという利点があります。

📚 代表的な適応疾患

- 脳内血腫（血腫吸引術・止血術）
- 脳室内腫瘍（腫瘍生検術）
- 下垂体腺腫（内視鏡的経蝶形骨洞手術）
- 閉塞性水頭症（第三脳室底開窓術）など

第三脳室底
開窓術

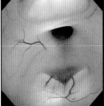 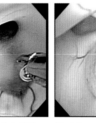 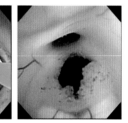

①術野の確認　②第三脳室底の穿孔　③バルーンによる開窓部の拡大　④開窓の完了

🐾 経蝶形骨洞手術

📚 手術の特徴、代表的な適応疾患

- 頭蓋底部のトルコ鞍近くの病変に行われます。
- 内視鏡を用いて外鼻孔から蝶形骨洞を経由して手術する方法です。
- 脳や視神経に対してダメージが少ないといわれる方法です。
- 外鼻孔から内視鏡を使って手術する方法が一般的です。
- 脳に直接触れない、全身に対する負担が少ないという利点があります。
- 下垂体腺腫、頭蓋咽頭腫などが適応になります。

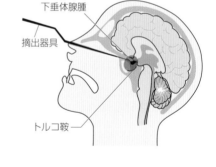

下垂体腺腫
摘出器具
トルコ鞍

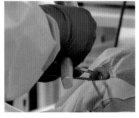

術中の様子

注意！
- 手術操作によりくも膜が破れて、術後に髄液漏が起こることがあり注意が必要です。
- 重要な合併症として、髄液漏・術後出血・尿崩症があります。

② 創部の保護と観察

脳神経外科手術の後は身体に手術創ができ、その管理が必要となります。看護師には適切な創部の保護と観察をする能力が求められます。ここでは術後創管理の基本であるドレッシング材での保護と、必要に応じて行われるガーゼ保護での管理を学びましょう。

🐾 ドレッシング材での保護

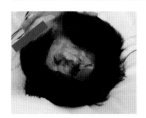

- 縫合閉鎖された手術創では、局所の好中球浸潤や免疫グロブリンを含む滲出液で創面が清浄化されます。
- 創治癒に適した湿潤環境をつくるため、手術直後からドレッシング材での保護を行います。
- ドレッシング材を貼ったままで創観察を行います。
- 滲出液や出血が多い場合はドレッシング材を交換することもあります。

根拠　術後約 48 時間で皮膚は上皮化するので感染を起こす危険性は減り、ドレッシング材を外すことも可能です。

創部の観察

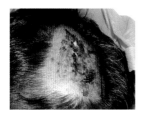

- ☑ 創が開いていないか、縫合糸やステープラーが脱落していないか。
- ☑ 滲出液の量が増えていないか、膿様でないか。
- ☑ 出血がないか、あればどの程度か。
- ☑ 創周囲の皮膚はどんな色か、血流障害はないか、ひどく腫れていないか、熱感はないか。
- ☑ 術創は順調に治癒に向かっているか。
- ● 創に異常を感じたら、すぐ医師に診察を依頼しましょう。

ドレッシング材の交換と固定

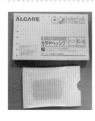

注意！
- 創保護したドレッシング材を 48 時間未満で交換することは、逆に創感染のリスクを高めます。
- 上皮化しても創は離開しやすい状態なので、大きな力を加えることは避けます。

🐾 ガーゼでの保護

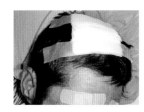

- 創部の汚染があり、感染のリスクが高い場合や、出血・滲出液が多い場合は術創をガーゼ保護する場合があります。
- この場合、必然的に頻回に創を観察し、ガーゼを交換する機会が増えます。

3 術式別感染リスクと対応

通常無菌状態である脳は感染に弱く、手術による細菌の混入が原因で髄膜炎になる可能性があります。髄膜炎は多くの脳手術で最も注意が必要です。また、術後の創部縫合不全や髄液漏も感染の原因となります。ここでは術式を大きく分け、感染に対する観察と対応を学びます。

🐾 開頭術

■ 開頭術で注意すべき感染症

- 脳は骨や硬膜などで外界と遮蔽され脳脊髄液で守られています。手術で硬膜を切開すると外界との交通ができ、感染のリスクとなります。
- 縫合部から髄液が漏れ出し、皮下などに溜まることもあります。
- その他、全身麻酔や手術にかかわる合併症として呼吸器・尿路感染症などのリスクもあります。

 注意！ 開頭術で最も気を付けなければならない感染症は、髄膜炎です。また、創部の感染・創部縫合不全も想定されます。

感染リスクに影響するもの
- 耐糖能異常（糖尿病）のコントロールが不良な患者、副腎皮質ホルモン常用の患者などは創感染を起こしやすいです。
- 皮膚切開のデザインによっては、皮膚の血流不足が生じ創感染や創部縫合不全を起こすことがあります。

 注意！ 感染症が軽症であれば抗菌薬投与で軽快しますが、髄膜炎合併や膿瘍を形成すると感染源除去などの手術が必要になる場合もあります。

■ 髄膜炎への対応

- 髄膜炎の症状には、発熱・頭痛・嘔気・嘔吐・意識障害・けいれん・羞明（ひどく眩しく感じる）・髄膜刺激症状（項部硬直・ケルニッヒ徴候・ブルジンスキー徴候など）があります。

 根拠
- 感染徴候を認めた場合、採血、胸部X線撮影や尿検査などで他の感染症も調べますが、腰椎穿刺を行い髄膜炎の診断を行うことがあります。
- 髄液検査では、細胞数の増加・タンパクの増加・糖の減少（糖は、細菌性髄膜炎では減少、ウイルス性では正常）を調べます。

- 同時に髄液の細菌培養を行い、有効な抗菌薬を選択し投与します。
- 手術後、髄膜炎の症状を早期発見し、治療につなげることが大切です。

正常髄液の主な成分	成人の基準値
細胞数	0〜5個/mm³
総タンパク	10〜45mg/dL
ブドウ糖	50〜85mg/dL（血糖の約2/3）

これも覚えておこう！

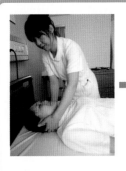 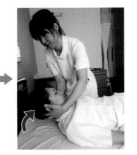

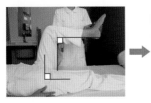 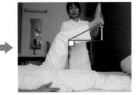

髄膜刺激症状のチェック

〈項部硬直〉
- 仰臥位で患者の頭部を持って前屈させます。
- 正常では抵抗はありませんが、項部硬直があると抵抗や疼痛を認めます。

〈ケルニッヒ徴候〉
- 仰臥位の患者の股関節・膝関節を90°に屈曲します。
- その後、膝関節を他動的に伸展させます。
- 髄膜刺激症状があると、抵抗があり伸展が十分できません。
- 約135°以上膝関節の伸展ができない場合、ケルニッヒ徴候陽性と判断します。

穿頭術・定位的脳手術・神経内視鏡手術

- 穿頭術・定位的脳手術・神経内視鏡手術で最も気をつけなければならない感染症は、開頭術と同じく髄膜炎です。
- 手術により頭蓋骨に穴を開け、外界との交通ができるため感染のリスクが高まります。
- 穿頭部・ドレーン挿入部からの脳脊髄液の漏れは、感染のリスクを高めます。
- 定位的脳手術の場合、フレームピンを固定する際にできる創の感染にも注意が必要です。

フレームピン固定部　**穿頭部**

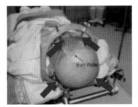 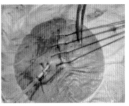

永田和哉・河本俊介. 脳神経外科の基本手技：糸結びからクリッピングまで. 中外医学社，2003，89，125より転載

髄膜炎への対応

- 髄膜炎の対応については、前述の開頭術の項と同様です。
- ドレーンが挿入されている場合、ドレーンシステム・ドレーン挿入部の清潔を保つ必要があります。
- ドレーン刺入部からの髄液の漏れがあった場合、ドレーンが有効に機能しているか確認・対処する必要があります。
- ドレーン管理の詳細は第6章（p.101）参照。

4章 外科手術の看護 ❸ 術式別感染リスクと対応

🐾 シャント手術

- シャント手術には脳室－腹腔（V−P）短絡術、脳室－心房（V−A）短絡術、腰椎－腹腔（L−P）短絡術があります。
- シャント挿入部・圧可変バルブ・腹部の 3 カ所程度に術創ができます。

V−P シャント術後の創部

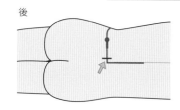
皮膚切開線
圧可変バルブ

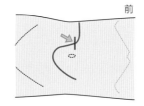

V−A シャント術後の創部

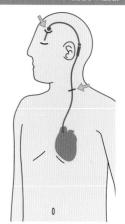

L−P シャント術後の創部

後

前

🟦 シャント手術での感染症

- 生体には異物であるシャントチューブに感染が起こることがあります。
- 手術創とシャントチューブ走行部、どちらの感染も想定しておきます。
- 抗菌薬で対応しますが、感染のコントロールが困難になるとシャントシステムを抜去する必要があります。

 注意！ 局所感染での対処が遅れると、髄膜炎・脳炎など重篤な合併症を引き起こします。

- 髄膜炎への対応は開頭術の項を参照（p.58）。

🐾 経蝶形骨洞手術

- 経蝶形骨洞手術での感染症でも、最も気をつける必要があるのは髄膜炎・脳炎です。
- 手術による腫瘍摘出後に髄液漏が起こる場合があります。下垂体の上方にあるくも膜が破れることが原因です。
- 髄液漏を放置すると低脳圧になることに加え、逆行性に細菌が脳内に入り感染する可能性があります。

▨ 髄液漏への対応

- 鼻腔・咽頭に薄い液体が流れている感じがしないか、実際に流れ出ていないか、鼻腔内のタンポンガーゼが頻回に濡れていないかを観察します。
- 髄膜炎の症状はないか観察します。
- 髄膜炎への対応については、前述の開頭術の項と同様です。

根拠
- 髄液鼻漏の可能性がある場合、尿糖測定用試験紙を使用し検査します。髄液の場合、糖を含むため陽性になります。

- p.70〜73 も参照。

- p.70〜73 も参照。

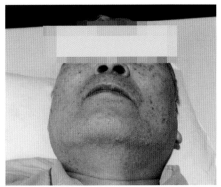
鼻腔内のタンポンガーゼ

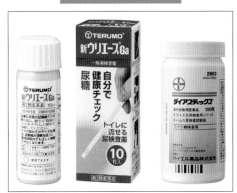
尿糖測定用試験紙の例

【鼻腔内のタンポンガーゼ（術後1日）】
術後であることを感じさせない容姿ですが、左鼻腔内深部にタンポンガーゼが挿入されています。

注意！
- 髄液漏症状を認めた場合、すぐに医師に報告します。
- ベッドを30°程度ギャッチアップし、頭部の安静を図ります。
- 鼻を強くかまないこと、咳・くしゃみをできるだけ避けることを患者に説明します。
- 髄液漏が止まらない場合は、再手術やスパイナルドレナージが行われる場合があります。

4 後出血の観察・対応

脳神経外科手術の合併症の１つに術後出血があります。程度が軽いものは保存的な治療となりますが、頭蓋内血液の量が多いことで脳への圧迫が強く生命の危険がある場合は再手術となります。

手術	手術の適応と特徴	後出血の観察ポイント・注意
開頭血腫除去術	<ul><li>主な適応は、高血圧性脳出血・急性硬膜下血腫・急性硬膜外血腫など</li><li>術後、頭蓋内に出血して血腫をつくることがある</li><li>出血源が完全に処理できていない場合、術後出血の頻度は高まる</li><li>出血量が少量であれば、止血薬投与や血圧管理を行い保存的に経過観察する</li><li>出血量が多い場合、緊急開頭による再手術が行われる</li></ul>	<ul><li>多量の術後出血を起こした場合、頭蓋内圧亢進症状が出現する</li></ul> 後出血 <ul><li>初期には頭痛・嘔吐などが生じ、その後意識障害が進行する</li><li>頭蓋内圧亢進が進行する経過において、瞳孔不同や呼吸症状、バイタルサインの変化が現れる</li><li>急性の頭蓋内圧亢進を示す症状に、徐脈・脈圧増大・緩徐深呼吸があり、これをクッシング現象という</li></ul>
穿頭術	<ul><li>適応は多岐にわたるが、慢性硬膜下血腫の穿頭血腫ドレナージ・水頭症の脳室ドレナージが一般的</li><li>穿頭術後、通常では後出血を認めることは少ない。ただし、ドレーンの事故抜去や出血傾向がある場合注意が必要</li><li>脳室ドレナージ術後、オーバードレナージを原因とした脳室内出血をきたす危険性がある</li><li>低侵襲な手術だが、出血傾向のある基礎疾患がある場合原則手術は行われない</li></ul>	<ul><li>後出血の確率は高くないが、手術により頭蓋内環境が変化していることも含め、一般的な頭蓋内圧亢進症状の観察は必要</li><li>手術数日内にCTを撮影し、血腫の排出程度と後出血の評価もされる</li><li>術後はドレナージ挿入部、穿頭部の出血の有無を観察する</li></ul> **注意！** <ul><li>シャント術の場合、穿頭部に加え術創が頭部・腹部にある。術創の観察が必要。</li></ul>◎**事故抜去時の対応**<ul><li>脳室ドレナージ術でのドレーンの事故抜去は、感染に加え脳損傷や出血をきたす危険性がある。</li><li>事故抜去時、ドレナージチューブが頭蓋内に残ることがある。</li><li>事故抜去時は、消毒後清潔ガーゼで保護しすぐにドクターコールをする。緊急CT撮影と処置に備える。</li></ul>

手術	手術の適応と特徴	後出血の観察ポイント・注意
CEA	● 虚血性脳血管障害の予防的治療として行われる ● 脳梗塞を元に戻すための治療ではない ● 症候性では狭窄度（直径比率）70％以上、無症候性では狭窄度80％以上が適応となるが、症例ごとに適応が検討される	● 過灌流症候群による脳出血に注意が必要 ● 過灌流症候群の症状には頭痛・けいれん・不穏行動などがある ● 予防には確実な血圧管理が重要である ● 抗血小板薬を内服中の場合が多く、術中にヘパリンを使用するため創部の後出血に注意する ● 確実に止血がされていても、術後管理中の血圧上昇で後出血が起こることがある ● 後出血で血腫が形成されると、気道圧迫により呼吸障害をきたす可能性がある。すみやかな気道確保・気管内挿管の準備を行う ● 後出血が起こった場合、再開創による再縫合が必要となる
経蝶形骨洞手術	● 下垂体腺腫が最もよい適応となる ● 最も重要な合併症が、後出血。下垂体腺腫は出血しやすく、残存腫瘍から出血することがある ● 出血の程度が軽ければ経過観察だが、出血が多いと視神経を圧迫し視力障害をきたす危険性がある ● 出血が高度であれば、緊急再手術が必要	● 術後、視力・視野に異常がないかを観察する。自覚症状に加え、他覚症状も重要 ● ものが見えにくくなった、見える範囲が狭くなった、見え方が変わったなどの訴えは要注意 ● 他覚症状では、視力低下・視野狭窄・対光反射の鈍化などを観察する ● 異常時はすぐにドクターコールし、CT検査に備える 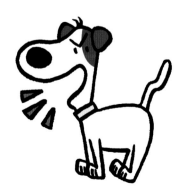 注意！ ● 術後しばらくして、鼻腔内のタンポンガーゼを抜く。その際まれに鼻出血がみられる。軽度であれば問題ないが、鼻腔内の小動脈から多量に出血することがあり止血処置が必要。

⑤ 脳浮腫の観察・対応

脳神経外科手術の合併症に脳浮腫があります。脳浮腫による頭蓋内圧亢進症状が進行すると、脳ヘルニアという状態になり生命の危機となります。脳神経外科手術後の頭蓋内圧管理は、患者の生命や機能予後を左右します。ここでは脳浮腫を含めたいくつかの頭蓋内圧亢進症の原因と、観察・対応を学びます。

🐾 頭蓋内圧亢進とは？

- 脳は硬い頭蓋骨で覆われ半閉鎖腔の状態にあり、頭蓋内の容積はほぼ一定です。
- 脳実質（約80%）・血液（約10%）・脳脊髄液（約10%）でバランスが取れています。
- どれかの容積が増えてしまった場合、他の容積が減少して代償します。
- 代償が効かないほど容量が増えた場合に頭蓋内圧が亢進します。
- 頭蓋内圧亢進が進行すると脳ヘルニアとなります。圧迫された脳組織がわずかな隙間から飛び出してしまう状態です。
- 脳ヘルニアが極期になると、生命中枢である脳幹の障害をきたします。放置すれば短時間で進行し回復不可能な状態となります。

🟦 頭蓋内構成要素

 注目！

- 正常時の脳・髄液・血液の容量の比率は、8:1:1と覚えましょう。
- このバランスが大きく崩れたとき、頭蓋内圧亢進症となります。
- 正常な脳圧は60〜180mmH$_2$O程度です。
- 200mmH$_2$O以上が頭蓋内圧亢進症です。

頭蓋内圧を決める因子

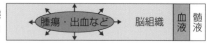

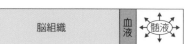

🟦 頭蓋内圧亢進が脳に与える影響

よくあるギモン

頭蓋内圧亢進症が危険なのは、脳にどんな影響を及ぼすから？
脳灌流圧・脳血流量の低下をきたすからです。脳灌流圧は「平均動脈圧−頭蓋内圧」と表すことができます。頭蓋内圧が亢進すると、血液を送り込む圧力が頭蓋内圧に負けてしまいます。そのため脳灌流圧は低下し、結果的に脳血流量が減少します。さらに頭蓋内圧が亢進すると、血液は頭蓋内に供給されなくなります。

👣 頭蓋内圧亢進の原因

- 頭蓋内圧亢進の原因には、占拠性病変・脳浮腫・髄液増加などがあります。
- いずれの病態も、脳神経外科手術後に起こる可能性があります。

占拠性病変

- 腫瘍や血腫、脳膿瘍などがあります。
- 病変による組織が増えるので、頭蓋内圧は上がります。
- 脳神経外科の手術後に考えられるのは、頭蓋内の後出血や再出血などです。

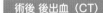

術前 悪性髄膜腫（CT）　　　術後 後出血（CT）

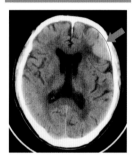
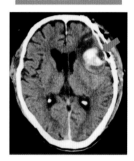

頭蓋内構成要素の増大

注意！ 脳実質・血液量・髄液量のいずれかが増え、一定量を超えると頭蓋内圧が上がります。

❶脳浮腫

- 脳浮腫は脳実質の容量が増大したものと同様の状態です。先述の頭蓋内構成要素の図を思い出しましょう（p.64）。
- 脳浮腫とは脳に水分が溜まることによって起こる、脳容積の増大です。
- 脳浮腫にはさまざまな原因がありますが、重要な2つを理解しましょう。

術後の脳浮腫（CT）

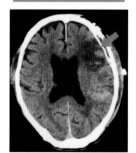

血管原性浮腫	細胞毒性浮腫
● 血管の壁が損傷され、血漿の成分が細胞外腔に漏れることによる浮腫 ● 腫瘍周囲の浮腫や頭部外傷でみられる浮腫はこのタイプ	● 脳血流の低下や低酸素血症による脳の低酸素状態が原因となって起こる、脳細胞の障害による浮腫 ● 脳梗塞による脳浮腫は、細胞毒性浮腫に血管原性浮腫が加わることによって生じるといわれている

❷血液量の増大

- 動脈中の炭酸ガス濃度（$PaCO_2$）は脳血管の収縮・拡張に影響します。
- $PaCO_2$ は脳血管を拡張させる作用があります。

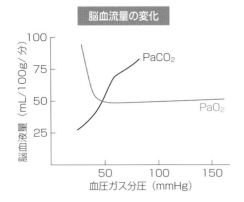

脳血流量の変化

脳血液量（mL/100g/分）

縦軸: 100, 75, 50, 25

$PaCO_2$

PaO_2

血圧ガス分圧（mmHg）: 50, 100, 150

注意！
- 脳血管が収縮・拡張するということは、脳の血液量が変化するということです。脳血管の拡張は頭蓋内圧亢進を助長します。
- $PaCO_2$ が 20〜80mmHg の範囲内では、脳血流は直線的に変化します。
- 動脈だけでなく静脈系の還流障害も、血液量の増大につながります。

根拠 $PaCO_2$ が 1mmHg 変化すると、脳血流量は 4〜5% 変化します。脳の血液量は $PaCO_2$ に大きく影響しているのです。

❸髄液量の増大

- 髄液の循環障害による髄液貯留を水頭症といいます。
- 水頭症には非交通性水頭症と交通性水頭症があります。
- 非交通性水頭症は髄液の循環がせきとめられる病態です。脳室内出血・脳幹出血や脳腫瘍などが原因で起こります。
- 交通性水頭症は脳表のくも膜顆粒などでの髄液の吸収障害で起こります。くも膜下出血後や髄膜炎などが原因となります。

脳脊髄液の循環

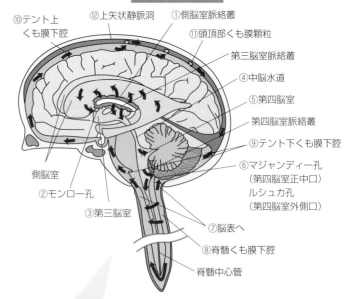

⑩テント上くも膜下腔
⑫上矢状静脈洞
①側脳室脈絡叢
⑪頭頂部くも膜顆粒
第三脳室脈絡叢
④中脳水道
⑤第四脳室
第四脳室脈絡叢
⑨テント下くも膜下腔
⑥マジャンディー孔（第四脳室正中口）ルシュカ孔（第四脳室外側口）
⑦脳表へ
⑧脊髄くも膜下腔
脊髄中心管
側脳室
②モンロー孔
③第三脳室

---

①側脳室脈絡叢→②モンロー孔→③第三脳室→④中脳水道→⑤第四脳室→

⑥マジャンディー孔 / ルシュカ孔→⑦脳表 ⟶ くも膜下腔 ⟶ ⑨テント下くも膜下腔→
└→ ⑧脊髄くも膜下腔 ┘

⑩テント上くも膜下腔→⑪頭頂部くも膜顆粒→⑫上矢状静脈洞

🐾 脳ヘルニアとは？

- ヘルニアとは抵抗の弱いところや隙間から組織が飛び出すことです。
- 脳ヘルニアは、頭蓋内圧亢進の最終地点です。脳ヘルニアが進行すると脳幹が圧迫され、生命中枢の機能が停止し、死に至ります。
- 脳ヘルニアの種類と、特徴・症状を理解しましょう（第3章〈p.38〉参照）。

🐾 頭蓋内圧亢進症状の観察

- 自覚症状と他覚症状があります。 - 慢性症状と急性症状を分けて考えることが大切です。

慢性症状	急性症状
<ul><li>頭痛</li><li>嘔吐 　　 ⎫ 頭蓋内圧亢進の3徴</li><li>うっ血乳頭 ⎭</li><li>その他さまざまな神経症状が考えられる</li></ul>	<ul><li>頭痛　　●嘔気・嘔吐　　●意識障害</li><li>瞳孔症状　●呼吸症状　など</li><li>急性期症状は、頭蓋内圧亢進が急激に進んでいることを表す</li><li>なかでもクッシング現象は重要である</li></ul>

▰ クッシング現象

①徐脈　②脈圧増大　③緩徐深呼吸　　※脈圧増大とは収縮期血圧上昇・拡張期血圧下降のことです。

- 急激な頭蓋内圧亢進により、脳灌流圧・脳血流量が低下した状態となります。
- クッシング現象をみたら脳ヘルニアが迫っている、つまり生命の危機状態と考えましょう。

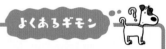
よくあるギモン

クッシング現象はなぜ起こるの？
頭蓋内病変によって頭蓋内圧が上がると、脳に血流が行きにくくなります。脳血流低下を補うため、心臓からの血流を無理やり送ることになります。この結果、1回の拍動でたくさんの血流を送るため徐脈となり、脈圧が増大するのです。こうしてクッシング現象が起こります。クッシング現象は急性頭蓋内圧亢進を示す危険なサインですが、生体の代償機構でもあります。これを理解すると、安易に血圧を下げることの怖さが認識できます。

注意！
◎頭蓋内圧亢進・脳ヘルニアを起こす経過においては脳神経疾患特有の症状を示します。
◎バイタルサインの変化と脳神経症状の観察が重要です。
- 頭蓋内圧亢進時のバイタルサインの変化・瞳孔症状は第3章（p.38）参照。

▰ 頭蓋内圧測定モニター

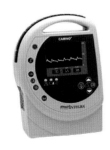

- 頭蓋内圧をモニタリングするために頭蓋内圧測定モニターが用いられます。
- モニター用カテーテルを頭蓋内に挿入し、頭蓋内圧などを測定します。
- 頭蓋内圧の変化を鋭敏にとらえることができます。

■ 脳室ドレナージによる頭蓋内圧測定

- 脳室ドレナージは脳圧コントロールや髄液排出など治療のために行われますが、同時に脳圧のモニタリングが目的に挙げられます。
- 正確に0基点がとれた脳室ドレナージでは、髄液面の高さがおおよその頭蓋内圧を表します。

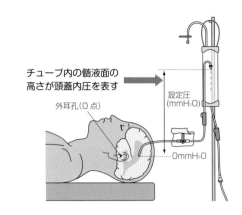

チューブ内の髄液面の
高さが頭蓋内圧を表す

外耳孔(0点)

設定圧
(mmH₂O)

0mmH₂O

❖ 頭蓋内圧亢進症の治療と看護

- 頭蓋内圧亢進症の治療には保存的治療と外科的治療があります。
- いずれの管理も看護師が直接かかわり、その役割を果たすことが必要です。
- 治療を知り、看護師が治療にかかわっているという意識をもちましょう。

保存的治療	外科的治療
● 浸透圧利尿薬の投与 ● 呼吸管理 ● コーマ療法 など	● 原因疾患の根治治療 ● 髄液の排出 ● 外減圧術 など

■ 保存的治療

浸透圧利尿薬の投与

- グリセオール®などを点滴し、脳組織からの水分を除きます。除かれた水分は尿となり排出されます。これらの薬剤は投与後に反跳現象（リバウンド）による頭蓋内圧亢進があることに注意が必要です。

呼吸管理

- 挿管・人工呼吸器管理下で意図的に過換気にし、$PaCO_2$ を 20〜25mmHg 程度にコントロールします。脳血管を収縮させ脳血流量を減少させる効果が望まれます。

コーマ療法

- 挿管・人工呼吸管理下で麻酔により昏睡状態をつくります。脳代謝が低下し、脳血流量が低下することで頭蓋内圧を低下させる効果が望まれます。

■ 外科的治療

原因疾患の根治治療

- 頭蓋内圧亢進の原因となっている病変（出血や腫瘍など）を摘出することです。

髄液の排出

- 髄液を排出し、頭蓋内圧を下げます。髄液ドレナージやシャント術がこれにあたります。

外減圧術

- 頭蓋骨を一部外して、頭蓋内圧を下げます。救命の要素が強いです。

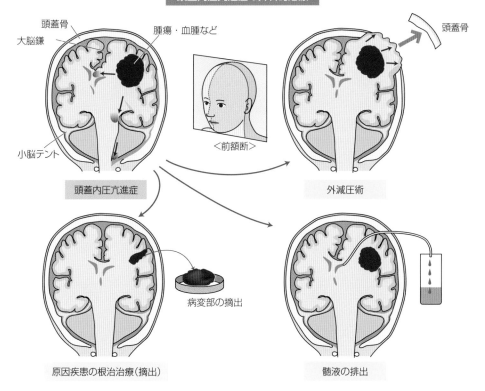

頭蓋内圧亢進症の外科的治療

頭蓋骨
大脳鎌
腫瘍・血腫など
小脳テント
頭蓋内圧亢進症
＜前額断＞
頭蓋骨
外減圧術
病変部の摘出
原因疾患の根治治療（摘出）
髄液の排出

 看護

頭部挙上	● 頭部を 30°程度挙上することで脳からの静脈還流が改善する ● 静脈還流を促すために、頸部の過度の圧迫や屈曲は避ける必要がある
吸引操作	● 吸引操作は動脈中の酸素濃度を下げて二酸化炭素濃度を増加させる ● 吸引とそれに伴う咳嗽は頭蓋内圧を高める。短時間で効果的な吸引を行う ● 喀痰が粘稠な場合は、去痰薬や気道浄化薬の使用を考慮する
体位	● 腹臥位や極端な頸部の屈曲は、頭蓋内圧を高める
ストレス・ 不穏状態	● 疼痛や嘔気・嘔吐、不穏などの苦痛症状は頭蓋内圧を高める原因になる ● 医師と相談し、薬剤投与を含めた対応を検討する
排便管理	● 排便時の怒責は頭蓋内圧を高める ● 医師と相談し、緩下剤の適切な使用を検討する

⑥ 髄液漏の観察・対応

♥ 髄液漏とは？

- 髄液漏とは、脳脊髄液がなんらかの原因（手術、外傷、その他）により、硬膜外に漏れ出すことです。
- 手術後の場合は、硬膜の縫合不全などにより硬膜外に脳脊髄液が漏れ出すことがあります。

♥ 髄液漏を起こしやすい術式

- 経鼻内視鏡頭蓋底手術
- 側頭骨を開頭する側頭骨周辺手術 など

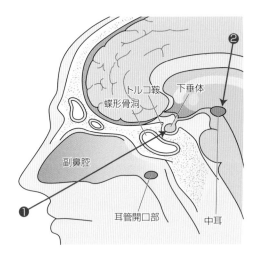

①経鼻内視鏡頭蓋底手術

- 鼻孔から内視鏡を挿入し、蝶形骨洞を通り頭蓋底の腫瘍（骨髄腫、下垂体腺腫、ラトケ嚢胞、頭蓋咽頭腫、脊索腫など）へとアプローチする低侵襲的手術です。
- 閉頭時に髄液が漏れた場合は、脂肪や筋膜を用いて、また、欠損部には粘膜弁を用いて塞ぐことがあります。

②側頭骨周辺手術

- 側頭骨開頭や腫瘍の近くで骨を削除した場合に、鼓膜の穴とつながることがあり、髄液が耳孔や鼻腔に漏れることがあります（聴神経腫瘍、小脳橋角部髄膜腫など）。

注目！
近年、開頭術の際に内視鏡下の操作も取り入れられ、より低侵襲の頭蓋底手術も行われています。

これも覚えておこう！

髄液漏を起こしやすい部位
経鼻的手術では、副鼻腔（①前頭洞、②篩骨洞、③蝶形骨洞）を介しての髄液鼻漏、側頭骨周辺手術では、中耳を介して髄液耳漏を引き起こすリスクがあります。

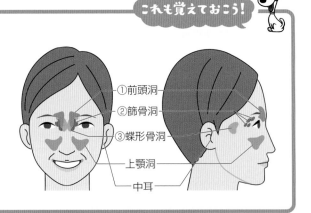

🐾 髄液漏の観察と対応

● 髄液漏は無色透明で鼻汁や血液が混入しているため、目視での判断は容易ではありません。そのため、以下の徴候の確認や検査を行うことで髄液漏の診断につなげることができます。

①ダブルリングサイン	● 髄液漏を疑う分泌物をガーゼにしみ込ませると、内側に血液、外側が薄い血液（髄液）を呈する特有のサイン	
②尿糖測定用試験紙 （Tes-Tape®）	● 髄液は糖含有度が高いので、ブドウ糖が陽性なら髄液漏を疑う	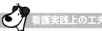 **ブドウ糖陽性で疑いあり**
③β2-トランスフェリン （β2-transferrin）	● 髄液に存在する血漿タンパク質 ● 通常、鼻汁、涙液、唾液、血清には存在しないので、髄液漏を疑う分泌物に含まれると髄液漏があると判断できる	

注目！

● ①②は簡易に確認できる徴候・検査です。髄液漏が疑われた場合は、すぐに実施してみましょう。

看護実践上の工夫

夜勤帯のラウンドでは、ドレーン部のガーゼ汚染や頭部周囲の液体汚染がないか、ペンライトなどを使用し、観察しよう！

注意！　感染徴候を見逃さない！

髄液漏は、鼻（髄液鼻漏）や耳（髄液耳漏）、ドレーン刺入部などから体外に漏れ出すこともあります。それらは、外部と頭蓋内が交通していることを示しており、感染のリスクが高まります。頭痛、項部硬直、ケルニッヒ徴候などの髄膜刺激症状の有無に注意し、観察を行うことが必要です。

これも覚えておこう！

髄液漏は、皮下組織にも貯留することがあるため、術後の創部周辺に水様成分を含んだような軟らかい腫脹がある場合は、髄液貯留の可能性を考慮し医師に報告しましょう。

👣 主な合併症

🟦 髄膜炎

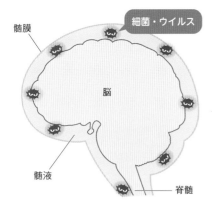

髄膜 / 細菌・ウイルス / 脳 / 髄液 / 脊髄

- 頭蓋内と外界が交通され、細菌・ウイルスが混入することで生じます。

症状	・発熱 ・項部硬直 ・羞明	・頭痛 ・悪心・嘔吐 ・意識障害
検査	・血液検査 ・CT	・髄液検査
治療	・抗菌薬 ・スパイナルドレナージ	・ステロイド

注意！
- 髄液漏の致死的原因の中で最も多い合併症です。
- 髄液漏が7日以上持続する場合はとくに注意が必要です。

🟦 脳脊髄液減少症（低髄液圧症候群）

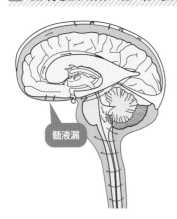

髄液漏

- 髄液の漏出量が持続または断続的に多くなることで発症します。
- 髄液が漏れ続けると、内部の脳が動き脳神経、脳の血管や頭蓋底の硬膜が刺激されることで症状を生じます。

症状	・頭痛 ・意識障害 ・片麻痺	・悪心・嘔吐 ・けいれん ・瞳孔不同
検査	・CT	・MRI
治療	・安静 ・硬膜外自家血注入療法	・手術

これも覚えておこう！

スパイナルドレナージを行っている場合、髄液が出すぎて起こる低髄圧症を防ぐため、排出量のチェックをこまめに行いましょう。

🟦 気脳症

- 頭蓋内と外界が交通して、空気が混入することで生じます。
- 空気が大量に混入すると脳を圧迫し、意識障害を生じることもあります。

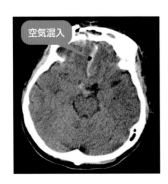

空気混入

症状	・頭痛 ・めまい ・視機能障害 ・疲労感	・頸部痛 ・耳鳴り ・倦怠感
検査	・MRI ・MRミエログラフィー ・RI脳槽 ・脊髄液腔シンチグラム	
治療	・安静	・必要時手術

注意！
- 長時間の座位（頭蓋内圧低下）や咳、くしゃみなどによってさらに空気が流入することがあるので注意が必要です。

😺 主な治療

📕 治療の流れ

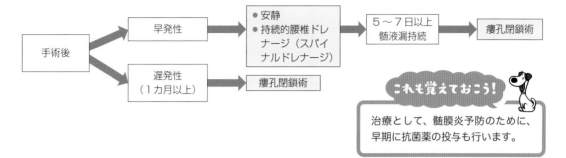

手術後 →
- 早発性 → ● 安静 ● 持続的腰椎ドレナージ（スパイナルドレナージ） → 5〜7日以上髄液漏持続 → 瘻孔閉鎖術
- 遅発性（1カ月以上） → 瘻孔閉鎖術

これも覚えておこう！
治療として、髄膜炎予防のために、早期に抗菌薬の投与も行います。

😺 看護ケアと患者指導

● 髄液漏と判断された場合や疑う徴候を認めた場合は、医師の治療方針が決定するまで以下のケアを実施し、増悪を予防します。

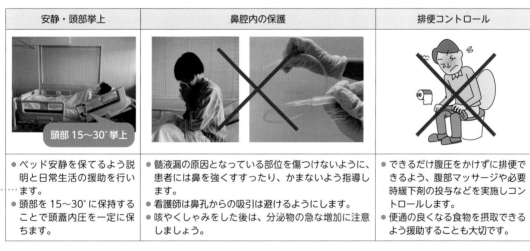

安静・頭部挙上	鼻腔内の保護	排便コントロール
頭部 15〜30°挙上		
● ベッド安静を保てるよう説明と日常生活の援助を行います。 ● 頭部を 15〜30°に保持することで頭蓋内圧を一定に保ちます。	● 髄液漏の原因となっている部位を傷つけないように、患者には鼻を強くすすったり、かまないよう指導します。 ● 看護師は鼻孔からの吸引は避けるようにします。 ● 咳やくしゃみをした後は、分泌物の急な増加に注意しましょう。	● できるだけ腹圧をかけずに排便できるよう、腹部マッサージや必要時緩下剤の投与などを実施しコントロールします。 ● 便通の良くなる食物を摂取できるよう援助することも大切です。

根拠 頭蓋内圧が上昇することで髄液漏出が増量しないよう、ベッド上安静とします。

よくあるギモン

タンポンガーゼなどの詰め物はしていいの？
鼻腔内には表皮常在菌が存在するため、細菌性髄膜炎などの感染症を引き起こす可能性があります。医師の指示がある場合は、術式や状況を含めて、その必要性に関して再度確認を行い、観察しましょう！

⑦ DVT の予防・対応

🐾 深部静脈血栓症（DVT）とは？

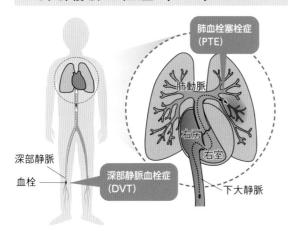

- 安静や手術などをきっかけに体の深部にある静脈（とくに下肢静脈）に血栓ができ、静脈還流に障害をきたす病態です。
- この血栓が遊離し、血流に乗って肺動脈に詰まると、肺血栓塞栓症（PTE）を発症し呼吸困難やショック、突然死といった致死的状態を招いてしまいます。

注意！ PTE の原因である DVT の発生を積極的に予防していく必要があります。

▰ DVT の成因と危険因子

成因

- 脳神経外科領域では長期臥床、肥満、全身麻酔、長時間の手術、下肢麻痺など → 血流の停滞
- 脳神経外科領域では中心静脈カテーテル、カテーテル治療など → 血管壁の障害
- 脳神経外科領域では脱水、手術、感染症など → 血液凝固能の亢進

VTE の付加的な危険因子の強度

危険因子の強度	危険因子
弱い	肥満 エストロゲン治療 下肢静脈瘤
中等度	高齢 長期臥床 うっ血性心不全 呼吸不全 悪性疾患 中心静脈カテーテル留置 癌化学療法 重症感染症
強い	静脈血栓塞栓症の既往 血栓性素因 下肢麻痺 ギプスによる下肢固定

血栓性素因：アンチトロンビン欠乏症、プロテイン C 欠乏症、プロテイン S 欠乏症、抗リン脂質抗体症候群など

日本循環器学会. 肺血栓塞栓症および深部静脈血栓症の診断，治療，予防に関するガイドライン（2017 年改訂版）. https://www.j-circ.or.jp/cms/wp-content/uploads/2017/09/JCS2017_ito_h.pdf（2023 年 5 月閲覧）

▰ 脳神経外科術後の DVT リスクレベル

- DVT のリスクは、患者が受ける侵襲に、患者固有の危険因子を加えて総合的に評価します。

リスクレベル	手術
低リスク	開頭術以外の脳神経外科手術（穿頭血腫除去術、脳室ドレナージ術、シャント術など）
中リスク	脳腫瘍以外の開頭術（脳動脈瘤クリッピング術、開頭血腫除去術など）
高リスク	脳腫瘍の開頭術（脳腫瘍摘出術など）
最高リスク	（静脈血栓塞栓症の既往や血栓性素因のある）脳腫瘍の開頭術

文献 8 より引用、一部改変

🐾 DVT のアセスメント

> 筆者の施設では、18歳以上の入院患者全員を対象として、入院時と状態変化時（リスク上昇〈DVT確認、PTE発症、手術の実施など〉、リスク低下）、退院時に評価しています。

リスク	標準予防策	分類	VTE（静脈血栓塞栓症）予防スクリーニング表 ID： 氏名：	入院時評価 /	1 再評価 /	2 再評価 /	10 再評価 /
最高リスク	［抗凝固療法とIPCの併用 あるいは 抗凝固療法とESの併用］	手術	静脈血栓塞栓症（VTE）の既往がある	☐	☐	☐	☐
			血栓症素因：先天性疾患（アンチトロンビン、プロテインC・S欠損症）、後天性疾患（抗リン脂質抗体症候群など）の存在がある	☐	☐	☐	☐
			DVT確認、肺血栓塞栓症（PTE）発症	☐	☐	☐	☐
			Dダイマー20以上	☐	☐	☐	☐
			血栓症素因：先天性疾患（アンチトロンビン、プロテインC・S欠損症）、後天性疾患（抗リン脂質抗体症候群など）の存在がある	☐	☐		☐
高リスク	［抗凝固療法 あるいは IPC］	手術	膝・股関節手術（TKA・BHP・THA）、骨盤手術、下肢悪性腫瘍手術	☐	☐		
			脳腫瘍の開頭術、骨盤内悪性腫瘍手術、※40歳以上の癌の大手術	☐	☐		
			高齢かつ肥満妊婦の帝王切開術	☐	☐		
		IPC	外傷：安静臥床を要する重症外傷（多発外傷）、脊髄損傷、骨盤骨折	☐	☐		
			脳血管障害による四肢麻痺（下肢麻痺を伴うような脳卒中）	☐	☐	☐	☐
			※うっ血性心不全	☐	☐	☐	☐
			静脈血栓塞栓症（VTE）の既往がある	☐	☐	☐	☐
			肥満（BMI 28以上）	☐	☐	☐	☐
中リスク	［IPC あるいは ES］	手術	脊椎・下肢の手術（高リスク以外）	☐	☐	☐	☐
			脳腫瘍以外の開頭術、骨盤内臓器手術（悪性腫瘍以外）	☐	☐	☐	☐
			帝王切開（高リスク以外）	☐	☐	☐	☐
			長期臥床（4日以上）	☐	☐	☐	☐
			人工呼吸器装着、呼吸不全	☐	☐	☐	☐
			重症感染症、敗血症	☐	☐	☐	☐
			下肢に疼痛・発赤・腫脹による運動障害、ギプスによる下肢固定	☐	☐	☐	☐
			心筋梗塞、狭心症などの心疾患	☐	☐	☐	☐
			悪性腫瘍（担癌患者）、がん化学療法	☐	☐	☐	☐
			薬物療法（経口避妊薬：ピル服用、ステロイド、エストロゲン製剤他）	☐	☐	☐	☐
			中心静脈カテーテル留置	☐		☐	☐
			潰瘍性大腸炎、クローン病、ネフローゼ症候群、多血症などの骨髄増殖性疾患	☐	☐	☐	☐
			※60歳以上の入院患者	☐	☐	☐	☐
低リスク	［早期離床および積極的な運動］		※中リスク以上に該当しない18歳以上の入院患者（分娩、上記以外の手術を含む）	☐	☐	☐	☐

注目！
間欠的空気圧迫法を実施する際には、事前に下肢静脈エコー検査などで血栓がないことを確認する必要があります。

入院時評価	再評価	再評価	再評価
①予防策の選択　＊注）併用の場合は、全てにチェックする	①予防策の選択	①予防策の選択	①予防策の選択
☐早期離床および積極的な運動 ☐ES（弾性ストッキング） ☐IPC（間欠的空気圧迫法） ☐抗凝固療法	☐早期離床および積極的な運動 ☐ES ☐IPC ☐抗凝固療法（薬剤名：　　）	☐早期離床および積極的な運動 ☐ES ☐IPC ☐抗凝固療法（薬剤名：　　）	☐早期離床および積極的な運動 ☐ES ☐IPC ☐抗凝固療法（薬剤名：　　）
②選択した予防策は標準予防策ですか？	②再評価の理由（状態変化）	②再評価の理由（状態変化）	②再評価の理由（状態変化）
☐YES（標準予防策である） ☐NO（標準でない予防策である） ③標準でない予防策を選択した場合、判断（アセスメント）理由を記載してください	☐DVT確認 ☐PTE発症 ☐OPの実施 ☐その他 ☐1週間ごと評価	☐DVT確認 ☐PTE発症 ☐OPの実施 ☐その他 ☐1週間ごと評価	☐DVT確認 ☐PTE発症 ☐OPの実施 ☐その他 ☐1週間ごと評価
☐すでに内服中の抗凝固剤を続行する（☐ワーファリン　☐プラザキサカプセル　☐イグザレルト　☐エリキュース錠　☐リクシアナ） ☐日常生活動作が自立しているため、理学療法（IPC・ES）を適応せず、下肢運動を積極的にすすめる ☐その他（下欄に記載）	③「その他」の場合、理由を記載する	③「その他」の場合、理由を記載する	③「その他」の場合、理由を記載する
評価者サイン　☐	☐	☐	☐
医師サイン　☐	☐	☐	☐

DVT の主な症状（下肢症状）

- 浮腫：片側のみの場合が多い。
- 疼痛：下肢運動時に多い。他覚所見として Homans テスト、Lowenberg テストがある。
- 腫脹：左右を比較して周囲径差を認める。
- 皮膚の色調不良
- 緊満感
- 倦怠感

注目！

DVT の多くは無症状であることが多いため、PTE を発症して気付く場合もあります。

これも覚えておこう！

疼痛の他覚所見
〈Homans テスト〉
- 膝を軽く押さえて足関節を背屈させると、腓腹部に疼痛が生じます。

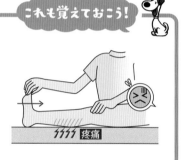

疼痛

DVT 診断のための検査

問診・診察

- 病歴、下肢の症状や身体所見、危険因子などをチェックする。

画像検査

- 静脈エコー
- 造影 CT、MR 静脈造影、静脈造影

 注意！ 静脈エコーは非侵襲ですが、血栓を飛ばしてしまう可能性があるので注意が必要です。

注目！

DVT の検査では、D ダイマーを組み合わせることもあります。D ダイマーが正常値である場合、DVT の可能性を除外することができます。

🐾 DVTの予防

リスク レベル	予防法
低 リスク	早期離床および積極的な運動 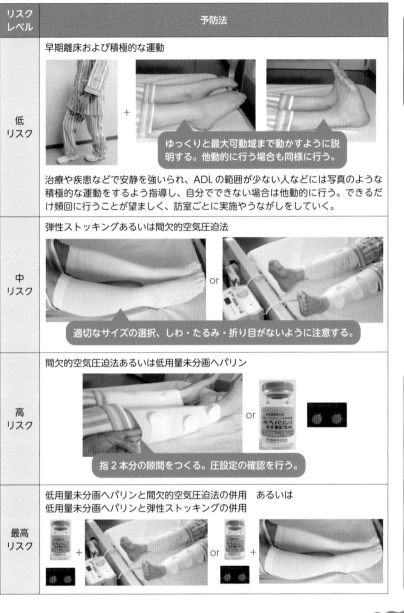 **ゆっくりと最大可動域まで動かすように説明する。他動的に行う場合も同様に行う。** 治療や疾患などで安静を強いられ、ADLの範囲が少ない人などには写真のような積極的な運動をするよう指導し、自分でできない場合は他動的に行う。できるだけ頻回に行うことが望ましく、訪室ごとに実施やうながしをしていく。
中 リスク	弾性ストッキングあるいは間欠的空気圧迫法 or **適切なサイズの選択、しわ・たるみ・折り目がないように注意する。**
高 リスク	間欠的空気圧迫法あるいは低用量未分画ヘパリン or **指2本分の隙間をつくる。圧設定の確認を行う。**
最高 リスク	低用量未分画ヘパリンと間欠的空気圧迫法の併用　あるいは 低用量未分画ヘパリンと弾性ストッキングの併用 +　or　+

注意！
麻痺や臥床は深部静脈血栓症発症リスク因子です。

看護実践上の工夫
間欠的空気圧迫法、弾性ストッキング装着時は皮膚損傷に注意が必要です。皮膚損傷以外にも、血行障害、神経障害などを生じる可能性があります。筆者の施設では、1回/日以上の装着し直しと適宜観察を行い、皮膚損傷の予防に努めています。

よくあるギモン
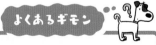

いつまで予防策は続けるの？
少なくとも歩行が十分できるようになるまで実施します。

注目！
● 抗凝固薬の使用は出血の合併症の危険性を十分にアセスメントし、リスクが少なくなってから主治医の指示のもと開始します。
● 出血の危険性が高く、抗凝固薬の使用が困難な場合は、治療チームで他の予防策を検討することが必要です。

電解質はヒトが恒常性を保つために、必要不可欠なものです。電解質の主な調節は腎臓で維持されていますが、脳神経外科の手術によってホルモン分泌や体液バランスが崩れ異常をきたす場合があります。

主な原因

視床下部、下垂体の手術、くも膜下出血（術後を含む）によるホルモン異常

- 手術による侵襲や刺激で、ホルモン異常をきたしさまざまな状態に至ります。
- 具体的には、下垂体後葉からの❶抗利尿ホルモン（ADH）の分泌低下による尿崩症（DI）、❷抗利尿ホルモン過剰分泌による抗利尿ホルモン不適合分泌症候群（SIADH）があ挙げられます。
- また、❸くも膜下出血の際には心臓から心房性 Na 利尿ペプチド（h-ANP）と脳 Na ペプチド（BNP）が過剰に分泌され、中枢性塩類喪失症候群（CSWS）を引き起こすことがあります。

ホルモンの分泌異常により、主には水分、Na のバランスが崩れやすくなります。

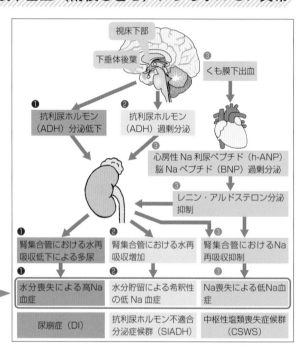

脱水予防のための輸液管理

- くも膜下出血後の脳血管攣縮の予防で行う triple H 療法時には、人為的に循環血漿量を増加させるため、電解質のバランスが崩れやすくなります。

triple H 療法		
循環血液量増加 (hypervolemia)	人為的高血圧 (hypertension)	血液希釈 (hemodilution)

治療のための輸液管理

- 脳浮腫、頭蓋内圧上昇を軽減させる目的で使用する浸透圧利尿薬（グリセオール®、D−マンニトール）の利尿作用により水分を喪失するため、注意が必要です。

注意！ 脱水予防や治療のための点滴施行時には、輸液の組成（とくに Na、Cl、K）や効果を確認しておくことが必要です。

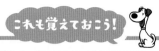

- 認知症や意識障害のある患者は口渇や尿意などが十分に訴えられない場合が多く、経口摂取困難な状態では、さらに水分出納バランスを保つのが難しくなります。
- 水分出納バランスや脱水症状の観察を細かく行いましょう。
- 感染や中枢性障害による発熱時にも、水・Na^+の喪失に注意しましょう。

🐾 観察と対応

- 脳神経外科の手術後に水、電解質バランスが乱れると、それ自体がさまざまな身体障害を呈し、さらには生命をも脅かす危険な状態になります。
- 脳神経外科の代表的な電解質異常（Na、K）への対応はとくに重要となります。

	血液検査値	原因	症状	治療	看護
高ナトリウム血症	145mEq/L 以上	①水分摂取の減少 ②水分喪失の増加 ● 浸透圧利尿薬の過剰投与 ● 尿崩症 ● 発熱、嘔吐、下痢、過呼吸 ③ステロイド薬過剰投与 ④ナトリウム過剰投与	● 口渇 ● 不安 ● 悪心、嘔吐 ● 幻覚 ● 意識障害 ● 全身筋力低下 ● 筋硬直など	①水分欠乏性 ● 水分欠乏量の補正 ● 輸液による Na の補正 ● ADH 製剤の投与 ②Na 過剰性 ● Na 含有量の多い薬剤の中止 ● 利尿薬（フロセミドなど）による Na の排出 ● 輸液による補正	● 尿崩症の判断を行う 〈判断の目安〉 尿量 250mL/ 時以上 比重 1.005 以下 ● 継続的な水分出納・体重測定を行い記録する ● 指示に応じた水分補給・制限 **注目！** 水分摂取か制限かどちらが必要なのかを理解しておく必要がある
低ナトリウム血症	135mEq/L 以下	①抗利尿ホルモン不適合分泌症候群（SIADH） ②中枢性塩類喪失症候群（CSWS） ③腎機能低下（レニン－アンジオテンシン系）	● 食欲不振 ● 頭痛 ● 易刺激性 ● 筋力低下 ● 悪心、嘔吐 ● けいれん ● 脳浮腫	①水分制限 ②緩徐な Na の補正 ③SIADH の治療 ● 水分制限、Na 補正 ● ADH 作用阻害薬（デメチルクロルテトラサイクリン塩酸塩）の投与 ● ADH 放出抑制薬（フェニトイン）の投与 ④CSWS の治療 ● 水分と Na の補充 **注意！** ● Na の急激な補正は避けること！	**注目！** SIADH と CSWS は分けて対応することが大切 ● SIADH は水分過多が原因なので水分を制限する必要がある ● CSWS は水分と Na の喪失が原因なので、それらを補う必要がある

79

	血液検査値	原因	症状	治療	看護
高カリウム血症	5.5mEq/L 以上	①腎不全 ②輸液、輸血 ③脱水 ④利尿薬（K保持薬）の過剰投与	●四肢のしびれ ●脱力 ●不整脈 ●心電図変化	K6.0mEq/L 以上 ①カルシウム製剤の投与 ②重炭酸水素ナトリウムの投与 ③GI（グルコース・インスリン）療法 ④イオン交換樹脂の投与 K6.0mEq/L 未満 ①脱水の場合は補正 ②K含有薬の中止 ③利尿薬（フロセミド）の投与	●継続的な心電図モニター監視（とくに心室性不整脈、テントT波、QRS延長、P波消失）を行う ●K含有量の多い果物や魚、肉、納豆の摂取は控えるようにする テント状T　高K血症　P消失　サインカーブ　QRS延長
低カリウム血症	3.5mEq/L 以下	①利尿薬の過剰投与 ②嘔吐、下痢 ③インスリン投与 ④ステロイド薬過剰投与	●筋力低下 ●全身倦怠感 ●麻痺性イレウス ●不整脈 ●心電図変化	●K製剤の投与 注意！ ●急速投与は避けること！	●継続的な心電図モニター監視（とくにU波、T波平坦化、ST低下に注意）を行う ●K含有量の多い果物や魚、肉、納豆を摂取するように促す 注意！ K製剤の急速静脈投与は致死的不整脈を引き起こすため禁忌。 低K血症　U波　ST低下　U波　陰性T波

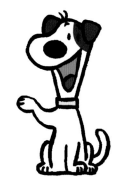

⑨ 術後けいれんの観察・対応

けいれんとは、脳内の異常な電気放電や電流の異常が、骨格筋に至る運動神経経路を興奮させ[20]て、全身または一部の筋肉が繰り返し不随意に収縮する症状をいいます。

🐾 脳外科手術後に予測されるけいれんの原因

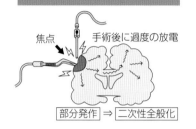

手術操作による脳に対する機械的刺激によるもの

焦点　手術後に過度の放電

部分発作 ⇒ 二次性全般化

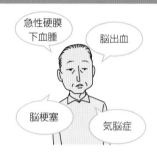

新たな頭蓋内病変を合併した場合

急性硬膜下血腫　脳出血　脳梗塞　気脳症

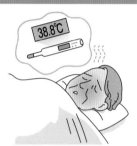

その他、高熱や代謝異常など

38.8℃

🐕 注目！

脳神経外科領域における術後けいれんの原因としては、頭蓋内病変や手術による脳の損傷、頸動脈内膜剥離術後などに起こる過灌流症候群、髄膜炎、低血糖や低ナトリウム血症などの代謝異常などがあります。

🐾 開頭術後、けいれんが起こったら何を観察する？

 けいれん発作中の観察

❶バイタルサイン

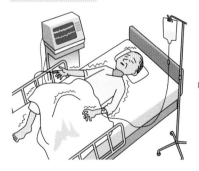

- 持続モニターを装着している場合でも、実際けいれん発作時に血圧などを測定するのは困難な場合が多いです。バイタルサインの数値にかかわらず、けいれん中は気道確保ができているか、呼吸をしているか、チアノーゼはないか、脈拍は触れるかどうかの確認を行います。
- 可能であれば酸素投与を開始します。

❷意識レベル

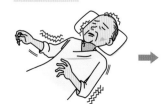

☑ 発作中の意識障害の有無を観察します（名前を呼んで反応があるのか、指示動作に応じることができるかなど）。

❸けいれんの状態

けいれんの型	〈強直性〉 筋肉の異常な収縮が長く続き、筋肉が硬直している状態	〈間代性〉 筋肉の収縮と弛緩が交互に反復して、ガクガク運動している状態	〈ミオクローヌス〉 瞬間的に筋肉が収縮してピクッとなる状態
けいれんの部位	〈全身性〉 全身のけいれん		〈局所性〉 顔面や上肢、下肢など局所のけいれん

☑ けいれんの状態を観察します（てんかん発作の国際分類）。
☑ 身体のどの部位にけいれんが起こっているのか観察します（例えば、全身なのか、右半身・左半身なのか、上肢・下肢・顔面など一部に起こっているかなど）。
☑ けいれん発作の開始部位は焦点となっている部位や病変部位を推測するうえでの手がかりになるので、どのようにけいれんが始まり、どのように広がったのかを観察します。
☑ 大脳の運動野付近が焦点となった場合、焦点と対側の顔面や上下肢のけいれんが起こります。
☑ 発作は、身体の一部分のみに起こる部分発作が全身性の発作である全般発作に進展することがあります。
☑ 前駆症状の有無やけいれんの持続時間を観察します。
☑ けいれんは通常1〜2分で治まることが多いです。

てんかん発作の国際分類（ILAE：1981）

Ⅰ．部分（焦点、局所）発作
A．単純部分発作（意識障害はない） B．複雑部分発作（意識障害を伴う：時に単純部分発作症状で始まり得る） C．部分発作から二次性全般発作に進展するもの（全般強直・間代性、強直性、間代性発作があり得る）
Ⅱ．全般発作（けいれん性あるいは非けいれん性）
A．欠神発作、非定形欠神発作 B．ミオクロニー発作 C．間代性発作 D．強直性発作 E．強直間代性発作 F．脱力発作

注意！ 焦点となる部位は運動野とは限らず、意識障害や失語、嗅覚・視覚異常から始まる場合もあります。

❹眼球・頭位の状態

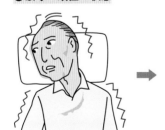

☑ けいれん時の眼球や頭の向きも、病変部位を推測するうえで手がかりとなります。
☑ 左側に病変がある場合は眼球・頭位は右へ向き、右側に病変がある場合は左に向く場合が多いです。

けいれん発作後の観察

❶バイタルサイン

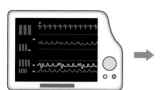

- ☑ けいれん後、モニターを装着していない場合はモニターを装着しその後の患者の状態をモニタリングできるようにします。
- ☑ なかでも、酸素飽和度の低下には注意を払います。

> **根拠** けいれん中は脳の代謝が亢進し酸素消費量が増えた状態になります。酸素が不足している状態が続くと、脳虚血や脳浮腫を招いたり（二次的に脳へのダメージを与えたり）、けいれんを再発させることがあります。

❷意識レベル

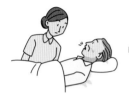

- ☑ けいれん後の意識状態を確認し、発作の再燃がないかどうか観察します。

❸神経症状

◎瞳孔
◎麻痺

- ☑ 術後のけいれんは、脳浮腫の悪化や血腫の増大により起こった可能性があるので、瞳孔所見や運動麻痺・言語障害などの出現や悪化がないかどうか神経症状の確認も行います。
- ☑ 逆にけいれんにより起こる血圧の上昇や頭蓋内圧の亢進などが術後出血の原因となる可能性もあります。

これも覚えておこう！

- けいれん発作後にトッド麻痺といって一過性に麻痺を生じる場合もあるので、その鑑別も必要になります（トッド麻痺では多くの場合、48時間以内に症状が改善することが多いです）。
- 画像所見や血液検査、脳波検査などで原因を検索します。

❹その他

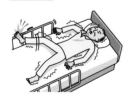

- ☑ その他、外傷がないかどうか、失禁がないかどうか観察します。

これも覚えておこう！

けいれん重積発作
- 発作が5分以上続くか、または、短い発作でも反復し、その間の意識レベルの回復がない状態のことをいいます[21]。
- 重積状態が続くと脳に不可逆的な変化が起こってしまうため、重積発作になる前にできるだけ発作を早く止めることが必要です。
- 重積発作が持続する場合には、人工呼吸管理下に静脈麻酔薬を用いた鎮静が必要になる場合があります。

けいれん発作時の対応

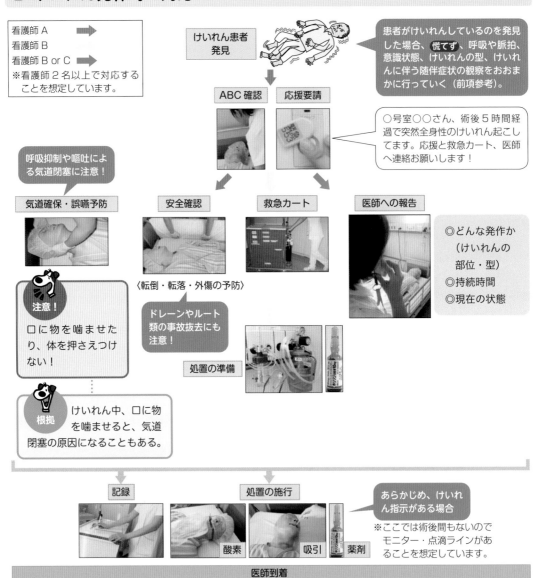

看護師 A ➡
看護師 B ➡
看護師 B or C ➡
※看護師 2 名以上で対応することを想定しています。

けいれん患者発見

患者がけいれんしているのを発見した場合、慌てず、呼吸や脈拍、意識状態、けいれんの型、けいれんに伴う随伴症状の観察をおおまかに行っていく（前項参考）。

ABC 確認　応援要請

○号室○○さん、術後 5 時間経過で突然全身性のけいれん起こしてます。応援と救急カート、医師へ連絡お願いします！

呼吸抑制や嘔吐による気道閉塞に注意！

気道確保・誤嚥予防　　安全確認　　救急カート　　医師への報告

◎どんな発作か
　（けいれんの
　　部位・型）
◎持続時間
◎現在の状態

注意！
口に物を噛ませたり、体を押さえつけない！

〈転倒・転落・外傷の予防〉

ドレーンやルート類の事故抜去にも注意！

処置の準備

根拠　けいれん中、口に物を噛ませると、気道閉塞の原因になることもある。

記録　　処置の施行

酸素　　吸引　薬剤

あらかじめ、けいれん指示がある場合

※ここでは術後間もないのでモニター・点滴ラインがあることを想定しています。

医師到着

けいれんの治療

- ただちに気道確保、酸素投与を行い、モニターを装着し、バイタルサインを確認します。
- けいれんが持続する場合は、不可逆性の脳障害を招く前にけいれん発作を止める必要があります。
- 発作時に使用する第 1 選択薬としては即効性のあるジアゼパムを成人では 10mg 静注、効果が得られない場合はジアゼパムを同量追加静注します。ジアゼパムは呼吸抑制があるため、呼吸状態を観察し、バッグバルブマスクの準備を行います。
- 続いて、レベチラセタムやホスフェニトインなどを投与し、発作の抑制を図ります。
- けいれんが止まり状態安定後、採血や画像検査を行い原因の検索を必要に応じて行います。

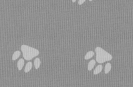

5章

脳血管内治療の看護

脳血管内治療は、鼠径部の大腿動脈などから血管の中にカテーテルを入れて、頭頸部の血管へ到達して治療をする方法です。開頭の必要がないため、創の形成がなく、組織の損傷の危険性も低いなど、患者さんの身体への侵襲が少ないことが特徴です。しかし、合併症は起こり得ますし、病変の形状や大きさなどによっても方法は変化するため、それぞれの治療の目的や特徴を理解しておくことは、治療前後の患者さんに必要な観察や介入へとつながります。

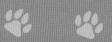

脳血管内治療一覧と特徴

開頭術と血管内治療の違い

注目！

● 開頭術と血管内治療では「頭を切る治療」「頭を切らない治療」という以上の大きな違いがあります。

開頭術	血管内治療
● 頭を切って病変にアプローチするため病変が表面に近いほど治療がしやすい	● 血管の中を通って病変にアプローチするため心臓から遠いほど治療しにくい
● 深部になるほど難しい	● 血管の末梢に行くほどカテーテルを誘導するのが難しい
● 直接、脳や血管（とくに静脈）を損傷したりすることがある	● 血管の内側からの損傷、血管閉塞、破裂などがある
● 硬膜外血腫などの出血性合併症が起こりやすくなるため、抗血小板薬の投与や抗凝固療法などとの相性がよくない	● 強力に抗血小板療法や抗凝固療法を行うことが可能

主な治療の一覧と分類

分類	方法	主な適応疾患	治療
塞栓術	病的な血管を閉塞する	脳動脈瘤 **1** ● 破裂脳動脈瘤：くも膜下出血 ● 未破裂脳動脈瘤	瘤内塞栓術 →フローダイバーターを使った治療
		脳動静脈奇形 **2**	ナイダスおよび周囲の異常血管の塞栓術
		硬膜動静脈瘻 **3**	経静脈的塞栓術（TVE）
			経動脈的塞栓術（TAE）
血管形成術	狭窄または閉塞した血管を拡張・再開通する	頸動脈狭窄症 **4**	頸動脈ステント留置術（CAS）
		急性期脳梗塞 **5**	機械的血栓回収療法
			血栓溶解療法
			経皮経管血管形成術（PTA）

各治療の特徴

脳動脈瘤に対する治療

● 目的：動脈瘤の破裂の予防
● 嚢状動脈瘤に対する血管内治療の基本はコイルによる瘤内塞栓術です。
● 正常血管を温存して動脈瘤のみを閉塞させます。

瘤内塞栓術（コイリング術）

手順

① マイクロカテーテルを瘤内に挿入する。

② 瘤のサイズに合わせて選択したコイルを挿入していく。

③ 瘤内の外側から中心に向かって複数のコイルで閉塞していく。

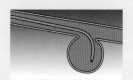
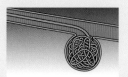
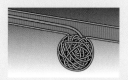

コイルの特徴

- 人の身体になじみやすいプラチナでできています。
- 腐食することはありません。
- 入れたコイルは一生そのままです。
- 金属探知機にも反応せず MRI 検査も受けられます。

これも覚えておこう！

コイルが落ちやすい動脈瘤の対応

〈ネックが広い場合〉

- 一時的にバルーンを膨らませてコイルを瘤内に収めます。

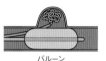

バルーン

〈ネックがとても広い場合〉

- ステントを留置して支えにしながらコイルを収めます。

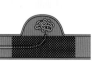

ステント

フローダイバーターを使った方法

適応

- 内頸動脈の錐体部から床上部および椎骨動脈
- 外科的手術やコイル塞栓術での治療が困難な、最大瘤径が 5mm 以上かつネックがとても広い場合

方法

- フローダイバーターと呼ばれる細かい網目を持つ金属製の筒を血管の中に置くことで、半年〜1年程度かけて脳動脈瘤を消失させる。
- 脳動脈瘤への血流を減らし、瘤の中の血液が固まり（血栓化）、破裂しなくなる。

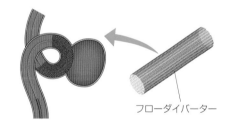

フローダイバーター

よくあるギモン

脳動脈瘤に対する血管内治療は増えているのですか？
破裂した脳動脈瘤の場合も、以前は開頭手術による脳動脈瘤頸部クリッピング術が主流でしたが、2002年に発表された比較研究で、開頭手術と脳血管内治療のどちらも可能な場合には、脳血管内治療のほうが予後が良いことが明らかになり、年々血管内治療が増えています。

② 脳動静脈奇形（AVM）塞栓術

- 目的：AVM による頭蓋内出血やてんかんの予防
- 動脈と静脈が異常につながり、とぐろを巻いたような血管の塊（ナイダス）の血流を閉塞させます。
- 主に液体塞栓物質を使用します。

◎しかし！脳血管内治療のみでは根治は困難

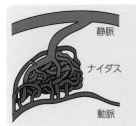 AVM では多数の流入動脈を介して血液がナイダスに注ぎ込む。 → そのすべてを正常循環から切り離す必要があるが…

↓

小さな流入動脈が残ってしまいやすい。

◎したがって、AVM 塞栓術は以下の治療の手助けとして行うことが多い

| 開頭摘出術前の塞栓術 | 定位放射線治療（ガンマナイフ・サイバーナイフなど）前の塞栓術 |

手術で到達が困難な奥深い部分の流入血管を塞栓。　　そのサイズをより小さくし、放射線照射による効果を高める。

 手順

①マイクロカテーテルをできるだけナイダスに近い部分まで接近させる。
②塞栓物質をゆっくりと注入する。

液体塞栓物質	
NBCA（N－ブチル－2－シアノアクリレート）	接着性…血液と接触すると瞬時に固まる
Onyx™（エチレンビニルアルコールコポリマー）	非接着性

3 硬膜動静脈瘻（dAVF）に対する経動脈的・経静脈的塞栓術

 注目！

硬膜動静脈瘻とは、硬膜（脳、脊髄を包む膜）を栄養する硬膜動脈が、瘻孔を介して直接静脈と交通してしまう病態。

- 目的：血圧の高い動脈血液が低い血圧の静脈に流入しうっ血するために起こる静脈梗塞・頭蓋内出血の予防
- コイルや液体あるいは粒子塞栓物質を使用して動静脈短絡を消失させます。

①経静脈的塞栓術（TVE）

- 静脈からカテーテルを入れて静脈洞そのものを閉塞する方法。
- 静脈を塞栓すると、瘻孔を介して動脈血が流入できなくなり、根治が望めます。

> 脳に動脈で血液を送った後、心臓に戻るために最後に通る大静脈の合流部位

②経動脈的塞栓術（TAE）

- 動脈からカテーテルを入れて、静脈洞に入っている動脈を閉塞する方法。
- 何本もの動脈が関与していることが多く、すべての動脈を塞栓する必要があり困難なため、一般的にTAE で根治させることは難しいとされ補助的な治療として行われます。

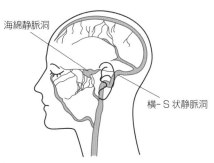

	治療の適応：このような症状がある場合	
好発部位	海綿静脈洞	眼球結膜充血、眼球突出、視力障害、複視
	横-S状静脈洞	耐え難い拍動性耳鳴
その他	脳内静脈への短絡血液の流入、脳内静脈うっ血により起こる脳梗塞、頭蓋内出血	

海綿静脈洞

横-S状静脈洞

④ 頸動脈狭窄症に対するステント留置術（CAS）

- 目的：血行力学性、または塞栓性に起こる脳梗塞の予防
- 動脈硬化によりプラークが形成され狭窄が起こっている頸動脈に対し行います。
- バルーンカテーテルで拡張し、ステント留置を行います。

手順

プラーク内の出血、血栓、石灰化

① プロテクションデバイスの留置
ステント留置の手技中に、狭窄部のデブリスが遠位血管に流れて末梢塞栓による脳梗塞となるのを防ぐ。

プロテクションデバイスの種類

種類	バルーンプロテクション	フィルタープロテクション
方法	● 内頸動脈末梢側でバルーンを拡張して、手技中内頸動脈の血流を遮断 バルーン 血流を遮断する ガイディングカテーテル	● 内頸動脈末梢側にフィルターを留置して流れてくるデブリスを捕捉 フィルター 血流は保たれる ガイディングカテーテル
利点	● 確実にデブリスを捕捉できる	● 手技中も血流が保たれる
欠点	● 内頸動脈の遮断により虚血症状が出現する可能性がある	● プラーク量が多いと目詰まりする ● フィルターが血管壁にフィットしないと末梢に流れてしまう

② 前拡張
ステントが狭窄部を通過できるようにするためバルーンカテーテルを用いて狭窄部を拡張。

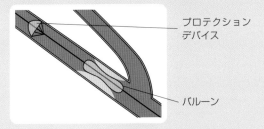

プロテクションデバイス

バルーン

③ ステント留置

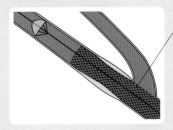

ステント

金属でできた筒状の網目で、人体の管状の部分を管腔内部から広げる医療機器

89

④ 後拡張
バルーン拡張によりステントを血管壁に圧着させ、目的の血管径まで拡張。

⑤ デブリス吸引
バルーンプロテクションを用いた場合にはデブリスがバルーンの近位で浮遊しているため、吸引カテーテルをステント留置部まで誘導して吸引。

⑥ プロテクションの解除

〈CAS 前後の血管の変化〉

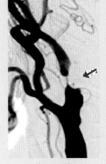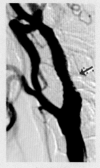

〈治療前〉　　　　　　　〈治療後〉

これも覚えておこう！

頸動脈狭窄症
● 大脳に血液を送る最も大切な血管である頸動脈の内膜にコレステロールが沈着し、頸動脈分岐部付近に粥腫（じゅくしゅ）（プラーク）が形成され狭窄が起こります。
● 脳動脈や眼動脈の血流障害を招き、脳梗塞の原因となります。

◎頸動脈狭窄により脳梗塞が起こるメカニズム：２通りあります

〈頸動脈狭窄〉

血栓

動脈硬化

| 血行力学性 | 脱水や血圧低下の負荷が加わることにより末梢の脳血流が低下して起こる |
| 塞栓性 | 狭窄部のプラークの一部や血栓が血流により移動し、末梢血管を閉塞して起こる |

◎頸動脈狭窄症の症状
● 一過性脳虚血発作（TIA）で発症して徐々に症状が悪化していくことが多いです。
● 内頸動脈が完全閉塞となった場合には突然昏睡状態になることもあります。

一過性黒内障	● 網膜への血流が一時的に悪くなることで起こる一過性の視力障害 ● 突然片眼の視野が黒いカーテンを引いたように真っ暗になる ● 通常数分間で自然回復する
麻痺、感覚障害	● 狭窄血管の反対側に出現
構音障害	● 呂律がまわりにくくなる ● 舌は患側に偏位することがある
失語症	● 優位半球の頸動脈狭窄症で出現

これらの症状がまったくなく、諸検査で偶然見つかった場合は、無症候性頸動脈狭窄といいます。

5 急性期脳梗塞に対する血管形成術

- 発症から 4.5 時間以降で rt-PA 静注療法ができない場合や危険性が高い人、rt-PA 治療を行っても効果がない人に対して、カテーテルを用いた、脳血管内治療という治療法によって、詰まった血管の再開通を試みる場合があります。

- この治療は、発症より原則約 8 時間以内で、CT あるいは MRI 検査で脳梗塞の初期所見が軽度な場合に効果がありますが、臨床試験での良好な治療成績結果を受けて、2019 年から Trevo® と Solitaire™ は、発症から 24 時間以内まで治療適応が拡大されました。

- どの治療法が適しているかは、専門の医師によって、血管の部位・画像所見などから判断されます。

❶機械的血栓回収療法

- 最近では新しい血栓回収デバイスが次々と認可されていますが、大きく分けると以下の 2 つがあります。

①ステント型血栓回収デバイス（商品名：Solitaire™、Trevo®、Tron FX®、EMBOTRAP®）

血栓をまたぐようにステント型血栓回収デバイスを展開し、血栓とステントを一体として回収する方法。

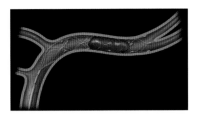
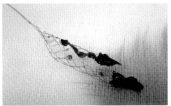

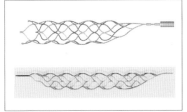

（日本メドトロニック株式会社）

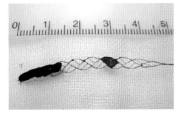

ステントリトリーバーと回収した血栓
（上段：Solitaire™、下段：Trevo®）

2011 年に保険適用

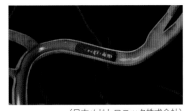

②吸引型血栓回収デバイス（商品名：SOFIA、AXS Catalyst®、Penumbra、React™）

- 血栓の近位部に吸引カテーテルを誘導し、吸引ポンプ・シリンジを接続し血栓を吸引することで回収する。

（日本メドトロニック株式会社）

これも覚えておこう！

新しい血栓回収の治療方法
吸引カテーテルの先端に血栓を砕いて吸引しやすくするための「セパレーター」を装着せず、直接血栓部位に誘導して用手的または吸引ポンプを用いる「ADAPT」という方法で直接血栓を塊として吸引する方法があり、短時間で再開通が得られるようになっています。
吸引型とステントレトリーバーとを一緒に使用することで血栓を挟み込んで回収する「combined therapy」も主流となっています。

カテーテルの先に装着するセパレーター

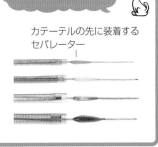

よくあるギモン

rt-PA のように、治療開始は早いほうがよいのですか？

『脳卒中治療ガイドライン 2021』では「発症から治療開始（動脈穿刺）までの時間と転帰に関する副次解析では、遅くなるほど本治療の有効性が減少し、機械的血栓回収療法の適応がある場合は、少しでも早く治療を開始することが重要である」とされています。

また、「静注血栓溶解療法の適応症例では、同治療を機械的血栓回収療法開始前に開始することが強く勧められる」と最高レベルのエビデンスで述べられています。

❷経皮経管血管形成術（PTA）

- バルーンカテーテルを動脈閉塞部位に誘導し、バルーン拡張によって再開通もしくは拡張を図ります。
- rt-PA 静注や血栓溶解薬動注では溶解しきれない多量で硬い血栓を破砕します。
- 動脈硬化性狭窄病変を拡張するのに適しています。
- 血栓溶解薬の無効例や禁忌例にも施行できる可能性があります。

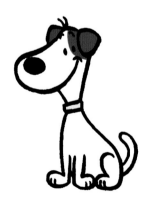

② 脳血管内治療の流れと知っておきたいこと

血管内治療の一連の流れや、使用された物品とその意味を把握することは、患者の置かれている状況の理解につながります。術前の準備および術後の観察、また患者と家族への説得力のある説明や共感による不安軽減、信頼関係の構築は欠かすことのできない看護です。

🐾 治療前の看護

- 血管内治療を受ける患者や家族は例外なく、治療や合併症に対して大きな不安を抱えています。緊急での治療であればそれは恐怖ともいえるかもしれません。
- 看護師として、専門的知識に基づいた患者の病態把握に加え、焦燥や落胆など患者や家族の陥っている不安を把握し和らげられるよう、信頼関係を構築する声かけは重要です。
- 術後の流れや状態についても具体的に説明しておく必要があります。
- 安心と信頼をもって治療に移行できるかどうかは看護師のサポートにかかっています。

治療前のチェック項目

【既往歴】
☑ 腎疾患、腎機能（造影剤使用が問題ないか）
☑ 閉塞・狭窄性病変（カテーテルアプローチルートに問題がないか）
☑ 緑内障、前立腺肥大、麻痺性イレウス（アトロピンの禁忌疾患がないか）
【内服薬】
☑ 抗凝固薬、抗血小板薬
☑ ビグアナイド系糖尿病治療薬（ヨード造影剤との併用は乳酸アシドーシス・腎障害を引き起こす）
【アレルギーの有無】
☑ 造影剤
☑ 局所麻酔薬
☑ 消毒薬
☑ 金属
☑ 各種薬剤・飲食物
☑ 神経症状やバイタルサイン

注意！ **必ず腎機能を確認しよう**
腎機能が低下していると、造影剤は腎臓で代謝されるため治療後の排出が遅くなり、副作用としてアレルギー（p.98）の出現リスクが高くなります。輸液量や造影剤の使用量が医師により調整されるので、それらを考慮して術後の尿量や必要な観察を強化したり、飲水を促したりしています。

🐾 治療の準備と申し送り

- バイタルサイン、神経症状、既往歴やアレルギーなどとともに、以下のような内容を治療につく看護師に伝え、一緒に確認します。

1 末梢静脈ルート

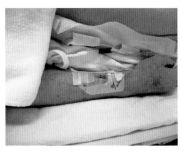

- 確保部位、漏れがないか、肢位による滴下ムラはないか。
- つながっている薬剤、投与速度、残量。
- 延長ラインなど、治療に支障のない長さになっているか。

2 （局所麻酔の場合）尿管カテーテル

- 流出確認、バッグ内の尿量。

3 皮膚の状態

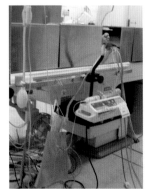

- 術後にアレルギーなどで皮疹が出現した場合に比較できるようにしておきます。

4 足背動脈の触知確認、マーキング

- 治療中・後との脈圧の変化が比較できるようにします。
- 拍動が微弱、あるいは左右差を認める場合は狭窄病変が存在する可能性があり、治療に支障をきたすおそれがあるため、術前に必ず医師へ報告します。

5 穿刺部位

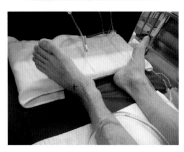

- 剃毛してあれば報告します。

6 （全身麻酔の場合）弾性ストッキング

- 着用を報告します。

注意！
抗血小板薬と抗凝固薬について
外科的な手術では出血の危険がある薬剤は前もって中止しますが、脳血管内治療の前には術後の血栓症を防ぐ目的で、日常内服のない患者さんにも数日前から投与を開始します。

🐾 脳血管内治療の流れ

1 検査台へ移動

2 バイタルサインや神経症状の確認、
モニター装着、周囲機器の整頓

 注意！ ルート類は透視する経路にかからないように！

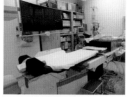 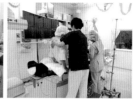 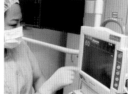 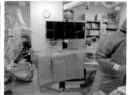

3 消毒、ドレーピング、麻酔

4 シース挿入

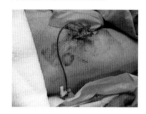

- すべてのガイドワイヤーやカテーテルを血管内に通す入り口になります。
- 血管内治療では 6〜8Fr（2〜2.7mm）の太さ、30cm の長さのものを用います。

5 ヘパリンを静注して全身ヘパリン化

◎なぜするの？
- 血管内治療で使用されるカテーテルやコイルは、血液中で血栓を形成しやすいためです。

◎ヘパリンの効き具合はどうやって判断するの？
- ヘパリンの効果には個人差があります。
- 活性化凝固凝血時間（ACT）でモニタリングします。
- ACT モニターで簡単に測定できます。

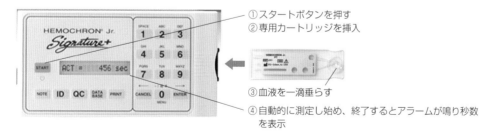

①スタートボタンを押す
②専用カートリッジを挿入
③血液を一滴垂らす
④自動的に測定し始め、終了するとアラームが鳴り秒数を表示

◎どのくらいの数値を目指しているの？
- 通常の基準値＝ 100〜130 秒
- 血管内治療を行うとき＝ 200〜300 秒に管理
- 手技途中、決められた時間で医師に知らせて ACT 測定を行います。

 注意！ ヘパリン投与不足は脳血栓症合併につながるため、末梢点滴が漏れていないかの確認は重要！

6 ガイディングカテーテル挿入

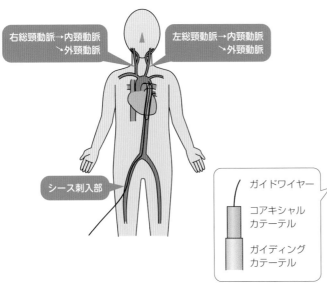

右総頸動脈→内頸動脈
→外頸動脈

左総頸動脈→内頸動脈
→外頸動脈

シース刺入部

ガイドワイヤー

コアキシャルカテーテル

ガイディングカテーテル

◎ガイディングカテーテルを目的血管に近づけるために

- ガイディングカテーテルは細いカテーテルの通り道になります。硬く支持性がよいので、蛇行して太さも変わる血管の道は進みづらいです。
- そこで、ガイディングカテーテルの中に細いガイドワイヤーをセットして誘導させます。
- この太いガイディングカテーテルと細いガイドワイヤーの間を安定させてくれるのがコアキシャルカテーテルです。
- ガイドワイヤー→コアキシャルカテーテル→ガイディングカテーテルと徐々に頭部へ進めていきます。

7 マイクロカテーテルやバルーンカテーテルなどの治療用カテーテルを挿入

- ガイディングカテーテルを目的の血管に届けたらコアキシャルカテーテルとガイドワイヤーは抜去します。
- 治療のためのマイクロカテーテルにマイクロガイドワイヤーを通して、ガイディングカテーテル内を進めていきます。
- マイクロカテーテルは通常約3Fr（1mm）以下と非常に細く柔らかくできています。

8 シース抜去、止血

- 用手圧迫による止血と止血デバイスによる方法があります。

用手圧迫

- 圧迫により一次止血が終了。
- 二次止血まで枕子で数時間の圧迫と安静が必要。
- 病棟に帰室してから ACT を見ながら抜去する場合も多い。

止血デバイス

- ただちに止血が完成する。
- 専用の器材を使用。
- 圧迫が不要で安静期間が短い。

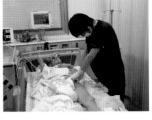

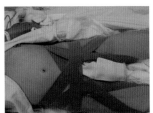

🐾 治療後の看護

- 治療ではヘパリンを使用しており、用手圧迫止血の場合、最終 ACT が高ければ出血のリスクがあるので、シース留置のまま帰室します。
- 挿入側の下肢を曲げられないことを説明して理解を得ます。
- 腰痛などの苦痛出現時は遠慮なく訴えてもらうよう説明し、体位変換などで対応します。
- 「体を動かさないでください」という言葉かけよりも、「体は動かせませんが、近くにいますのでいつでも声をかけてください」のように、どうすればよいのかを伝えることも大事なポイントです。
- 意識状態や鎮静状態から安静が守れない場合などは同意を得て抑制も考慮します。

これも覚えておこう！

脳血管撮影室での説明と苦痛緩和へのサポート

注意! 意識下で行う脳血管内治療の場合には患者さんの協力がとても重要です。

- 脳血管撮影室の看護師は治療中、デバイスの準備や患者の観察とともに、以下のような声かけを行っています。
①入室時の挨拶と患者確認の後、これから行われる脳血管内治療の大まかな流れを説明します。
②患者が目を閉じていても次のようなタイミングでは声をかけます。
- 穿刺や薬剤注入など痛みを伴う手技の前後→「麻酔の針がチクッとしますよ」「右の腰のあたりが重苦しい感じになるかもしれません。つらいときにはおっしゃってくださいね」「ご気分は大丈夫ですか？」など
- コアキシャルカテーテルで繊細な手技の前後→「大事な部分なのでどこも動かさないでくださいね」「ご協力ありがとうございました。足首を動かして大丈夫ですよ」など
- 撮影前後→「造影剤が身体に入ると身体がカーッと熱く感じるかもしれません」「ご気分は大丈夫ですか？」など
③患者の様子が変わったと感じたときも声をかけます。
- 顔をしかめている→どこか痛いかもしれない。
- 冷汗や生あくびが出ている→迷走神経反射などで血圧が下がってきたかもしれない。
- もそもそしている→尿意やかゆいところがあるかもしれない。同一体位による腰痛かもしれない。
④カテーテル操作の息止めが必要なときや繊細なテクニックを必要としているときには、返事を要する声かけをしないほうがよいでしょう。

③ 治療中に起こり得る トラブル・合併症

血管内治療は頭を切らない低侵襲な治療ですが、開頭手術と同じように、さまざまな合併症・トラブルが起こることがあります。治療室からの申し送りを理解して、病棟での観察に生かしましょう。

合併症	機序と症状	対応
血管破裂 動脈瘤破裂	● マイクロカテーテル、ガイドワイヤー、コイルなどで血管や動脈瘤を穿孔・破裂 ● 血管内なので開頭術よりも止血が困難 ● ヘパリンを使用しており止血が困難	● 血圧や心拍数確認 ● ヘパリン中和のためのプロタミン硫酸塩静注
血管閉塞 血栓塞栓症	● 留置されるコイルや塞栓物質の刺激により、遊離したデブリスが脳血管を閉塞 ● 狭くなった血管をステントで広げるときにも起こりやすい ● 脆弱なソフトプラークの例やプラーク量が多い例でハイリスクとなる	● ヘパリンの追加と ACT の確認 ● ウロキナーゼなどの血栓溶解薬の準備、脳梗塞急性期の治療が行われる
血管攣縮	● 頸部血管に留置されるガイディングカテーテルは硬く頑丈なので頸部の血管が攣縮を起こすことがある ● とくに若年の女性は起こしやすい	● ニカルジピン塩酸塩などの血管拡張薬を準備（医師が動注）
造影剤アレルギー	● 軽症では皮膚の発赤、じんましん、瘙痒感 ● 重症では呼吸困難、血圧低下などアナフィラキシーショック	● 皮膚の観察は途中では困難なので呼吸状態などをつねにモニタリング ● 腎毒性を考慮して尿量が保たれているかの確認 ● 軽症では副腎皮質ステロイドの静注 ● 重症では気管挿管など救命処置

CAS 中要注意の合併症

合併症	機序と症状	対応
徐脈 低血圧	● 頸動脈分岐部付近には頸動脈洞の圧受容器（身体の血圧をモニターするところ）があり、ステントやバルーンの拡張による刺激で反射的に誘発される ● 狭窄が分岐部にある場合や石灰化が強い場合に起こりやすい ● 1週間程度遷延する例や術後遅発性に起こる場合もある	● アトロピン硫酸塩をいつでも投与できるように準備しておく ● 低血圧が続く場合は昇圧薬の投与も行われる ● 重症例では一時ペーシング挿入も考慮する

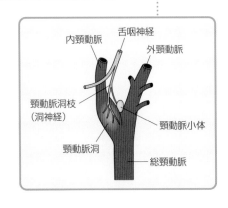

4 治療後に起こり得る トラブル・合併症

血管内治療後に起こり得る合併症は多岐にわたります。これらの合併症を早期に発見し、適切に対処することが、患者の転帰を改善するうえできわめて重要です。一般的なバイタルサインはもちろん、神経所見の評価および以下のような特有の合併症の対処に習熟している必要があります。各治療ごとに頻度や対応については医師からの指示があると思いますので適切に実施していきます。

合併症	機序と症状	対応
脳梗塞	● 治療中に血栓が流れるだけでなく、後から起こることもある	● 神経症状の経時的な観察
穿刺部血腫	● とくに用手圧迫で止血した場合、圧迫解除時が最も再出血しやすい ● 穿刺部表面が正常でも、腹腔内の後腹膜へ出血することもある	● 帰室時の穿刺部の状態を記録 ● 帰室時にすでに血腫ができていればマーキングを行う ● 圧迫解除は医師と行う ● 貧血症状や血液データ、ショック症状を観察
下肢虚血	● とくに止血デバイスを用いた場合 ● 用手圧迫でも強く圧迫しすぎると起こり得る	● 下肢の冷感、色、足背動脈の拍動を観察
血尿	● 治療前に尿管カテーテルを留置した際に尿道の損傷があると、ヘパリンやアルテプラーゼの影響で出血しやすい	
低血圧	● 術後、穿刺部の痛みによる副交感神経反射で起こることがある ● 嘔吐、顔色不良、脈拍低下	● 穿刺部の圧迫を緩める ● アトロピン硫酸塩を投与
心筋梗塞	● とくに動脈硬化の強い患者の場合	● 心電図モニタリング

> **注意！** **術後にも足背動脈の触知を確認しよう**
> 上記のさまざまな理由から、シースの抜去部の出血、血腫形成や仮性動脈瘤形成のリスクがあります。末梢への血流の低下がないかを確認するためにも、左右の足背動脈の触知の差、術前との変化の有無、またチアノーゼや感覚障害について観察をしましょう。

🐾 CAS 後要注意の合併症

合併症	機序と症状	対応
過灌流症候群	● 狭くなった血管を広げることにより急に多量の血液が脳へ流れるため起こる ● 弱った血管が破綻して脳出血を起こすことがある ● 術前脳血流障害が著しい場合に起こりやすい ● 頭痛、けいれん ● 頭蓋内出血は 12 時間以内に起こりやすい	● 術前 SPECT による予測と術後症状の評価 ● 厳重な血圧コントロールを行う ● 症候性となる危険が高ければプロポフォールなどの持続投与による鎮静を行う
急性期ステント内血栓性閉塞	● ステント内にはみ出たプラークや血栓の形成が原因となりステントが閉塞し、脳虚血の症状が出現	● 抗血小板療法、抗凝固療法で予防 ● 緊急の PTA やステント追加処置で対処

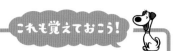

局所酸素飽和度（rSO$_2$）

- rSO$_2$ はセンサー直下のモニター部位の酸素の供給と消費のバランスを示します。
- モニタリングによりその部位の虚血状態や酸素需給バランスを把握することができます。

◎ rSO$_2$ をモニタリングするための無侵襲混合血酸素飽和度監視システム
INVOS™ : IN Vivo Optical Spectroscope

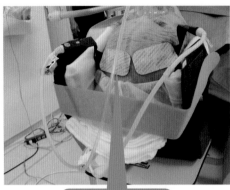

前頭部にセンサーを貼付

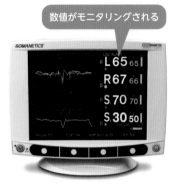

数値がモニタリングされる

（コヴィディエンジャパン株式会社）

- 両側額部のモニタリングで狭窄や過灌流による左右差を早期に見つけることができます。
- 例えば、CAS 後血管の拡張により過灌流となると、酸素供給が増加して rSO$_2$ の値は上昇します。その他の要因も考えられるため、これらは他のバイタルサインと合わせて判断する必要があります。
- 値はその患者のベースライン値からの変動をみます。

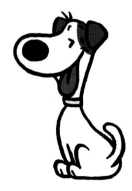

6章

ドレーン管理

脳神経疾患で扱うドレーンは、挿入部位で役割が異なります。そのため、ドレナージの目的と特徴を知ることは重要です。また、手順を間違えると生命にかかわるため、正しい手順で使用できるよう知識と技術を身に付け、事故防止対策を行いましょう。

脳ドレーンの種類と特徴

主な目的

①脳脊髄液や血液、血腫を体外へ排出します。

②頭蓋内圧を亢進させないよう脳脊髄液を体外に排出し、頭蓋内圧をコントロールします。

③薬剤を注入し治療を行います。

種類	留置部位	目的	適応	ドレナージの様式	ドレナージ回路の使用
脳室ドレナージ	側脳室前角	頭蓋内圧管理 急性水頭症の改善	急性水頭症 くも膜下出血 脳室内出血	圧調整式ドレナージ	使用する
脳槽ドレナージ	脳槽（脳底槽、視交叉槽）	くも膜下出血時の血液排出	くも膜下出血		
スパイナルドレナージ	第3・4腰椎間 第4・5腰椎間	頭蓋内圧管理 水頭症改善	くも膜下出血 水頭症 髄膜炎 髄液鼻漏		
硬膜下ドレナージ	硬膜下	血液、滲出液の排出	慢性硬膜下血腫 硬膜下膿瘍	自然流出式ドレナージ	する場合と使用しない場合あり*
硬膜外ドレナージ	硬膜外	血液、滲出液の排出	硬膜外出血 開頭手術		使用しない
皮下ドレナージ	皮下	血液、滲出液の排出	開頭手術 頭蓋形成術		

＊髄液腔との交通があるときはドレナージ回路を使用します。

挿入部位

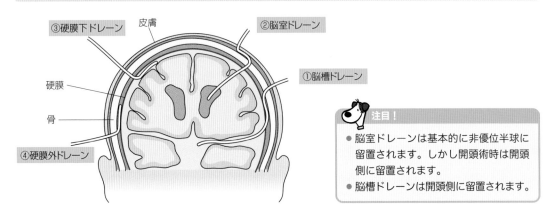

注目！
- 脳室ドレーンは基本的に非優位半球に留置されます。しかし開頭術時は開頭側に留置されます。
- 脳槽ドレーンは開頭側に留置されます。

ドレナージ回路のしくみ

- 脳ドレーンは、大きくは圧調整式ドレナージと自然流出式ドレナージに分けられます。

圧調整式ドレナージ

- ドレナージ回路はエアフィルターを通して大気圧に開放した回路を使用します。
- 基準点（0点）から圧を設定し、頭蓋内圧がその設定圧を超えたときのみ脳脊髄液が排出するしくみです。

自然流出式ドレナージ

- 大気圧に開放することのない閉鎖された回路を使用してドレナージします。
- 基準点（0点）と排液バッグの排出口との高さの差によって自然に排液されるしくみです。
- 閉鎖された回路を使用するため閉鎖式ドレナージともいわれます。

圧調整式ドレナージ	自然流出式ドレナージ
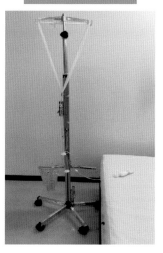	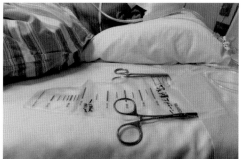

注意！ **圧調整式ドレナージの落とし穴**

◎開放式ドレナージは大気圧に開放し圧設定を行います。しかし大気圧に開放されなければ、サイフォンの原理により脳脊髄液が多く流出します。

◎脳脊髄液が急激に多く流出すると低髄圧症状や意識障害の出現、脳出血や硬膜下血腫など生命に危険が及ぶことがあるため注意が必要です。

サイフォンの原理

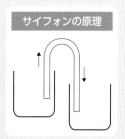

- 2つの高低差を利用し、閉鎖されたチューブを通して液体が出発点より高い地点を通り低いところへ移動する現象です。

ドレナージ回路・クランプの役割

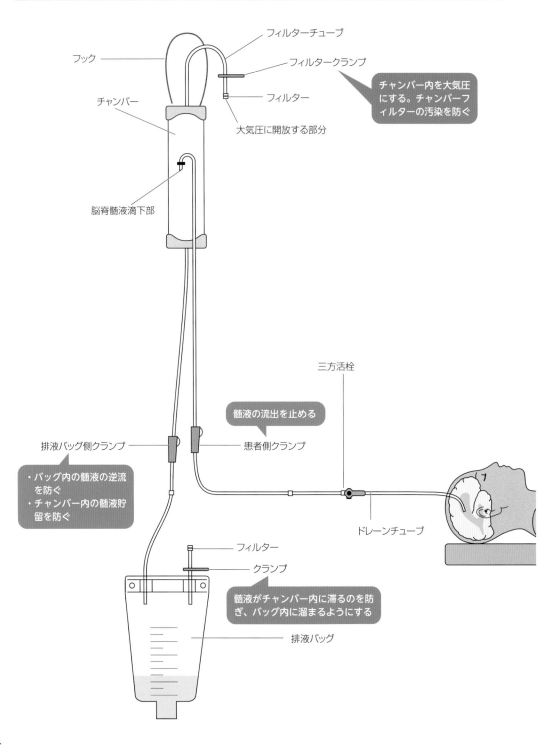

フィルターチューブ

フィルタークランプ

チャンバー内を大気圧にする。チャンバーフィルターの汚染を防ぐ

フック

チャンバー

フィルター

大気圧に開放する部分

脳脊髄液滴下部

三方活栓

髄液の流出を止める

排液バッグ側クランプ

患者側クランプ

・バッグ内の髄液の逆流を防ぐ
・チャンバー内の髄液貯留を防ぐ

ドレーンチューブ

フィルター

クランプ

髄液がチャンバー内に滞るのを防ぎ、バッグ内に溜まるようにする

排液バッグ

🐾 ドレナージ回路の固定

- ドレナージチューブの落下や切断は確実なドレナージができないばかりでなく、オーバードレナージによる出血や気脳症、感染を引き起こす原因になります。
- ドレナージチューブが落下したり、不用意にひっかけて切断したりしないよう確実な固定を行います。

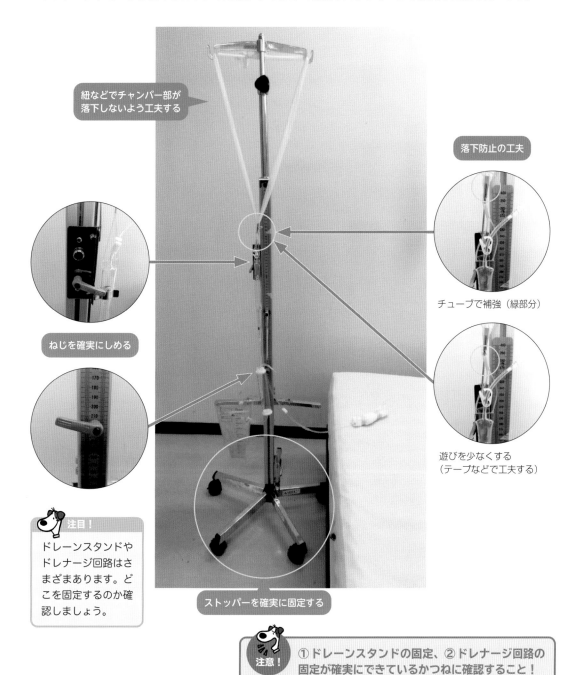

紐などでチャンバー部が落下しないよう工夫する

落下防止の工夫

チューブで補強（緑部分）

ねじを確実にしめる

遊びを少なくする（テープなどで工夫する）

注目！
ドレーンスタンドやドレナージ回路はさまざまあります。どこを固定するのか確認しましょう。

ストッパーを確実に固定する

注意！ ①ドレーンスタンドの固定、②ドレナージ回路の固定が確実にできているかつねに確認すること！

🐾 基準点（0点）の合わせ方

◎モンロー孔の高さと近い外耳孔を基準点（0点）として合わせます。

〈指し棒のある場合〉

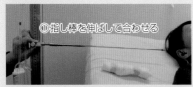

①指し棒を伸ばして合わせる

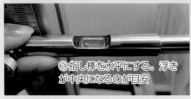

②指し棒を水平にする。浮きが中央になるのが目安

注意！

◎体位のずれで0点が変化するため、つねに基準点（0点）を確認すること！

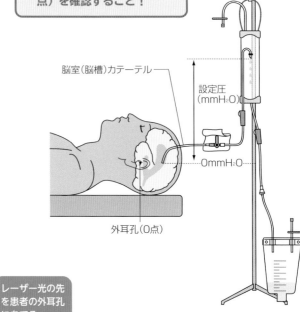

脳室（脳槽）カテーテル

設定圧（mmH₂O）

0mmH₂O

外耳孔（0点）

〈レーザーポイントの場合〉

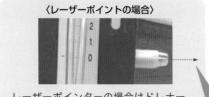

レーザーポインターの場合はドレナージ目盛りの0点に設置した状態でレーザー照射し、患者の外耳孔に合わせる。

レーザー光の先を患者の外耳孔にあてる。

🐾 圧の設定方法

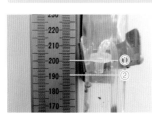

①円盤
②脳脊髄液滴下部
どちらかの部位で圧を設定します。
＊設定部位は統一します。

🐾 ドレナージ開始手順

①ドレーンが正しく固定できているか確認。
②ドレナージチューブが患者の下敷きになったり屈曲したりしていないか確認。
③フィルターの汚染がないか確認。
④基準点（0点）を合わせる。
⑤指示された設定圧となっているか確認。
⑥チャンバー部のフィルターのクランプを開放。

⑦排液バッグのフィルターのクランプを開放。
⑧排液バッグ側ドレナージチューブのクランプを開放。
　＊患者から遠いクランプから順に開放
⑨患者側のドレナージチューブのクランプを開放。
⑩拍動を確認。
⑪排液状況を確認。

次ページの写真参照

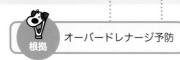

根拠 オーバードレナージ予防

根拠 髄液の逆流による感染防止

■1 固定確認

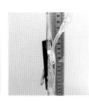

■2 チューブ確認

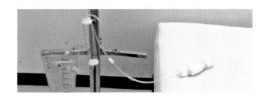

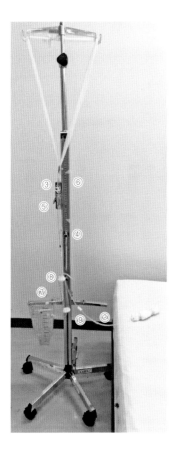

■3 フィルター汚染確認

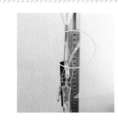

■4 0点合わせ

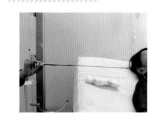

■5 設定圧確認

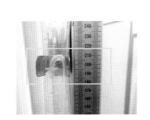

■6 チャンバー部のフィルターのクランプ開放

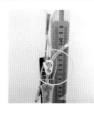

■7 排液バッグフィルターのクランプ開放

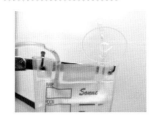

■8 排液バッグ側チューブのクランプ開放

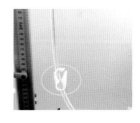

注意!

● 開放手順を間違えるとオーバードレナージを起こす原因となります。開放手順は間違えずにつねに確認することが重要です。

● ドレーントラブルが起きやすいのは移動時や体位変換やシーツ交換時であるため、開放手順はつねに確認することが重要です。

● ドレナージ開始後に排液が流出し続けることがあります。必ず排液の流出が止まることを確認してから離れましょう。流出し続ける場合はチャンバー部のクランプ開放忘れやチャンバー部のフィルター汚染を疑い、再確認を行います。

■9 患者側チューブのクランプ開放

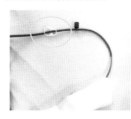

■10 拍動確認
■11 排液確認

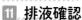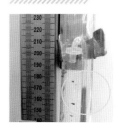

一時中断時の手順

- 吸引や体位変換などの刺激により一時的に頭蓋内圧が上昇します。
- 頭蓋内圧の上昇により脳脊髄液の過剰排出の危険性があるため、ケア時は必ずクランプをします。

注意！ 手順を間違えるとオーバードレナージなどトラブルなどを起こす要因となるため、手順は間違えないように注意します。

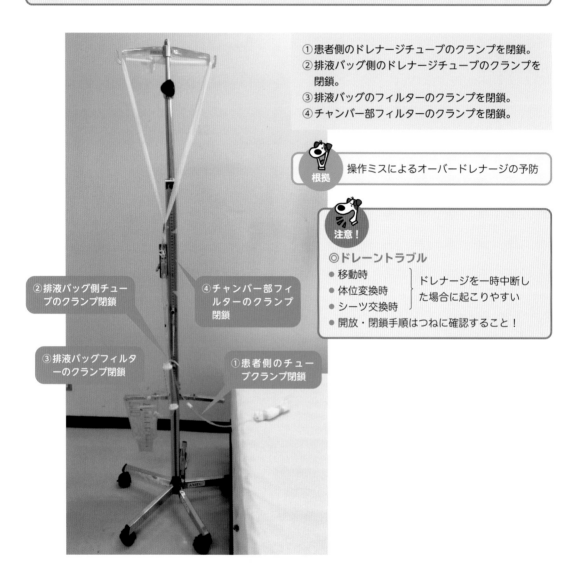

①患者側のドレナージチューブのクランプを閉鎖。
②排液バッグ側のドレナージチューブのクランプを閉鎖。
③排液バッグのフィルターのクランプを閉鎖。
④チャンバー部フィルターのクランプを閉鎖。

根拠 操作ミスによるオーバードレナージの予防

注意！
◎ドレーントラブル
- 移動時 ┐
- 体位変換時 ┤ ドレナージを一時中断した場合に起こりやすい
- シーツ交換時 ┘
- 開放・閉鎖手順はつねに確認すること！

②排液バッグ側チューブのクランプ閉鎖

④チャンバー部フィルターのクランプ閉鎖

③排液バッグフィルターのクランプ閉鎖

①患者側のチューブクランプ閉鎖

 注意！
◎クランプ開放時に、フィルター部のクランプを後に開放してはいけない！
◎クランプ閉鎖時に、フィルター部のクランプを先に閉鎖してはいけない！
- サイフォン現象を起こしオーバードレナージとなります。手順を間違えないように注意しましょう！

🐾 移動時のドレーン管理

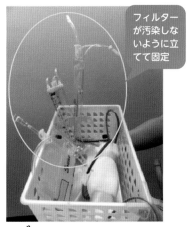

フィルターが汚染しないように立てて固定

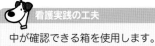
看護実践の工夫
中が確認できる箱を使用します。

- 移動時にドレーンが置き去りにされないよう、必ず誰かが持って移動するようにします。
- 協力が得られる患者には持ってもらうことも考慮します。
①各クランプが閉鎖されているか確認。
②ドレナージ回路からドレーンを外す。
③ドレーンが抜けないよう箱やビニール袋に入れる。
　チャンバー部のフィルターが汚染しないよう立てて入れる。
④移動時はドレナージ回路が落下しないようつねに注意を払う。

注意！
◎ベッドから移乗時に抜去する危険性が高まります。
◎ドレーンから目を離さないように注意します。

🐾 フィルターの閉鎖

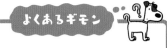
よくあるギモン

フィルターを閉鎖したままドレナージすると、どうなるの？
- フィルターを通して大気圧（大気圧＝0）と同じ圧に設定されているため、フィルターの閉鎖は設定圧の変更を起こし有効なドレナージができなくなります。特にチャンバーフィルターを閉鎖すると髄液が急激に流出し、生命に危険が及びます。

▪ してはいけない3つのパターン

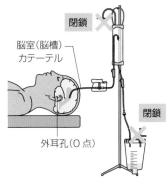

両方閉鎖
- 高低差により脳脊髄液は流出し続けます。

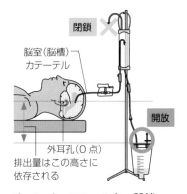

チャンバーのフィルター閉鎖
排液バッグのフィルター開放
- 排液バッグの位置が設定圧となります。
- サイフォンの原理がはたらきます。
- 過剰に脳脊髄液が流出します。

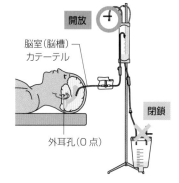

チャンバーのフィルター開放
排液バッグのフィルター閉鎖
- 脳脊髄液がチャンバー内にたまります。
- 脳脊髄液の排出を妨げ、頭蓋内圧が亢進する可能性があります。

109

看護実践の工夫

オーバードレナージを防ぐため、チャンバーのクレンメを切り、常に開放しています。移動時のみクランプしています。

🐾 フィルターの汚染

注目！

- フィルターの汚染時もクレンメ閉鎖と同じ現象を起こすので注意が必要です。

注意！

◎ CT など検査での移動時に汚染することが多いです。
◎ フィルター汚染がないかつねに確認しましょう。

フィルターの汚染

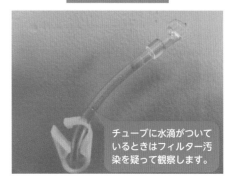

チューブに水滴がついているときはフィルター汚染を疑って観察します。

🐾 拍動、呼吸性変動の観察

- 圧調整式ドレナージ中の脳脊髄液は、通常心拍と一致した拍動があります。
- 脳脊髄液の拍動の観察はドレナージが有効にされているか確認する重要なサインです。
- 拍動がないことが何を意味するのか考え、対処することが重要です。

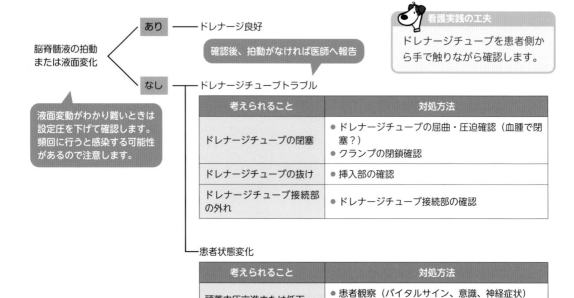

脳脊髄液の拍動または液面変化

あり —— ドレナージ良好

確認後、拍動がなければ医師へ報告

看護実践の工夫

ドレナージチューブを患者側から手で触りながら確認します。

なし —— ドレナージチューブトラブル

液面変動がわかり難いときは設定圧を下げて確認します。頻回に行うと感染する可能性があるので注意します。

考えられること	対処方法
ドレナージチューブの閉塞	● ドレナージチューブの屈曲・圧迫確認（血腫で閉塞？） ● クランプの閉鎖確認
ドレナージチューブの抜け	● 挿入部の確認
ドレナージチューブ接続部の外れ	● ドレナージチューブ接続部の確認

患者状態変化

考えられること	対処方法
頭蓋内圧亢進または低下	● 患者観察（バイタルサイン、意識、神経症状） ● 医師へ報告

- スパイナルドレーンはドレーンが細いため拍動がわかりにくいことが多いです。
- 拍動が確認できない場合は液面の変動（呼吸性変動）があるかを確認します。

注意！
◎有効なドレナージがされなければ患者状態に変化が及ぶ可能性があります。
◎つねに患者状態に変化がないか観察を怠らないようにします。

よくあるギモン

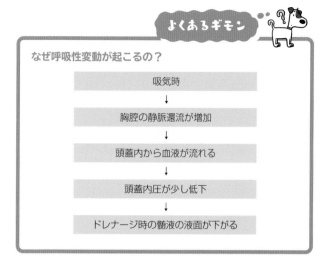

なぜ呼吸性変動が起こるの？

吸気時
↓
胸腔の静脈還流が増加
↓
頭蓋内から血液が流れる
↓
頭蓋内圧が少し低下
↓
ドレナージ時の髄液の液面が下がる

🐾 頭蓋内圧測定

- 脳脊髄液の液面が頭蓋内圧を反映しているため、頭蓋内圧をコントロールする際の指標になります。
- 頭蓋内圧が変化していないか観察することは重要です。

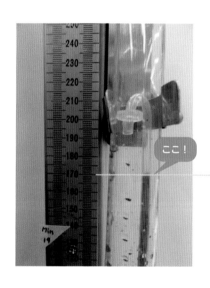

ここ！

液面が頭蓋内圧
（写真の頭蓋内圧は 17cmH$_2$O）

注意！
◎0 点が正しく設定されていなければ正確な頭蓋内圧の測定はできません。
◎0 点の設定は確実に！

🐾 脳脊髄液の観察

- 脳脊髄液の性状を知り、性状の変化がないかを観察する必要があります。
- 髄膜炎など感染があれば混濁していたり、黄色へ変化していることがあります。
- くも膜下出血では、出血により最初は血性ですが、徐々に黄色（キサントクロミー）へ変化します。

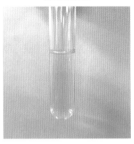

無色透明

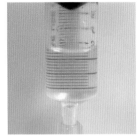

黄色、混濁

▨ くも膜下出血時の正常な髄液色調変化

血性 　淡血性 　淡々血性 　淡黄色 　淡々黄色
（キサントクロミー）

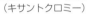
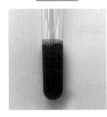
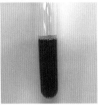
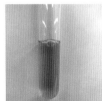
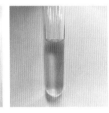
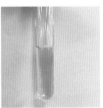

注意！

◎血性へ変化した場合は出血の可能性が高いため、すぐに患者の状態観察とともに医師へ報告します。

◎脳脊髄液が血性に変化しても、ドレナージチューブのクランプは閉鎖しないようにします。

🐾 脳脊髄液量の観察

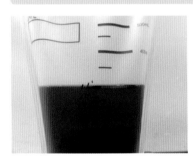

測定量がわかるようにラインを引き測定時刻を記入します。

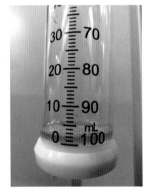

ドレナージ回路内の定量筒で測定します。

脳脊髄液量のアセスメント・対処

- 全脳脊髄液は約 150mL であり、1 日に 3〜4 回入れ替わっています。
- どの程度の脳脊髄液が排出されたら多いとは一概にいえませんが、1 時間に約 20mL 以上の脳脊髄液の排液があれば多いのではないかと疑って観察します。

異常	考えられること	対処方法
急に排液量が増加した	頭蓋内圧の上昇	● 意識レベル・神経症状・頭蓋内圧観察 ● 設定圧の見直し
	設定圧の不適切	● 0 点、設定圧の確認
	フィルターのトラブル	● チャンバー部のフィルター確認 　（チャンバー部のフィルター閉鎖や汚染は設定圧が変わり排液量が多くなる） ● 汚染時は医師へ報告し、滅菌操作で新しい回路へ変更する
	患者の体動	● 患者の起き上がりの有無を確認 ● 体動（寝返りなど）時の排液状況を確認
急に排液量が減少した	頭蓋内圧の低下	● 低髄圧症状の観察 ● 意識レベル・神経症状・頭蓋内圧観察 ● 設定圧の見直し
	ドレナージチューブの閉塞	● ドレナージチューブの屈曲・圧迫の確認 ● ドレナージ回路のクランプを確認 ● 接続部の三方活栓の確認 ● 浮遊物などによるドレナージチューブの閉塞⇒ミルキング施行
	ドレナージチューブの抜け、接続外れ	● 挿入部の観察 ● ドレナージ回路の確認 ● ドレナージチューブの抜けや接続外れがあればすみやかに医師へ報告 ● 再接続時は滅菌操作で行う
	フィルターのトラブル	● フィルター部のクランプの確認 ● フィルターの汚染の確認 　（排液バッグのフィルター部が閉鎖または汚染があれば排液が少なくなる） ● 汚染時は医師へ報告し、滅菌操作で新しい回路へ変更する
血性の排液がみられた	出血の可能性	● すぐにドレナージチューブのクランプを閉鎖しない ● 意識レベル・神経症状・バイタルサインの確認

> 患者の起き上がりを目撃したら、ドレーンはすぐにクランプを閉鎖します。

> 三方活栓の確認はガーゼ上から触って行います。閉塞が疑われるときは医師へ報告し無菌操作で確認します。

> ドレナージチューブのミルキングは感染の原因となったり、チューブ損傷したりする可能性があるため、最小限とします。

注意！ ◎脳脊髄液の短時間の過剰排出は、脳室が急激に縮小し硬膜下血腫を引き起こし、生命に危険が及ぶことがあります。

ドレナージのしくみ

- ドレーンに直接フィルターのない排液バッグを使用し閉鎖式回路としています。
- 術後の血液や空気などを排出させる目的のため厳重な圧設定を必要としません。
- 頭部と排液バッグの高低差で陰圧がかかり排液されます。
- 過大な陰圧がかかると硬膜縫合部から髄液漏を誘発する危険性があるため、枕元の高さで自然に排出させます。

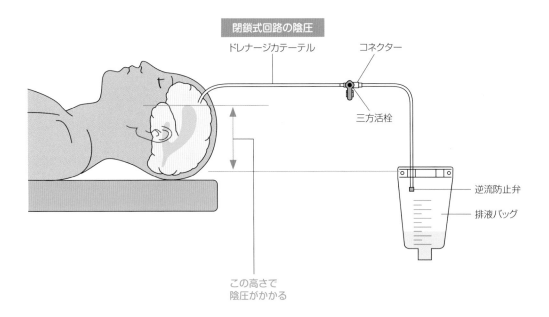

閉鎖式回路の陰圧

ドレナージカテーテル　コネクター　三方活栓　逆流防止弁　排液バッグ

この高さで
陰圧がかかる

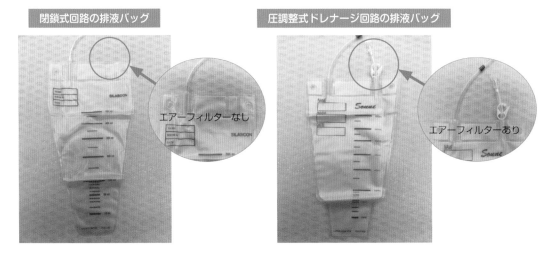

閉鎖式回路の排液バッグ　　エアーフィルターなし

圧調整式ドレナージ回路の排液バッグ　　エアーフィルターあり

ドレナージ回路の固定

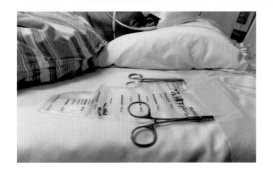

● 過剰な排出を避けるためベッド上で固定します。

注意！

● ベッドからドレナージ回路が落ちないような工夫が必要です。

1 ドレーンの種類がわかるように記載

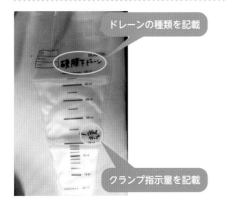

ドレーンの種類を記載

クランプ指示量を記載

2 ベッド上に固定（医師の指示により）

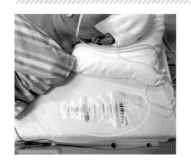

3 コッヘルで固定

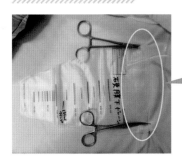

シーツと排液バッグを挟む

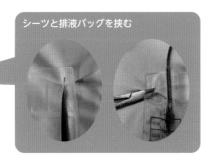

4 さらにテープで補強

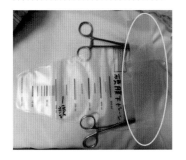

🐾 ドレナージ開放手順

① 指示された位置で固定する。
② ドレナージチューブが患者の下敷きになったり、屈曲したりしていないか確認する。
③ 接続の三方活栓を開放する。
④ 排液状況を確認する。

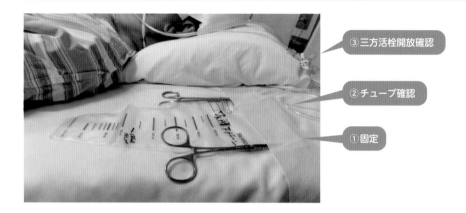

③ 三方活栓開放確認

② チューブ確認

① 固定

🐾 ドレナージ閉鎖手順

① 接続の三方活栓を閉鎖する。
② 移動時は箱などに入れて落下を防止する（圧調整式ドレナージの項〈p.109〉参照）。

🐾 排液量の観察方法

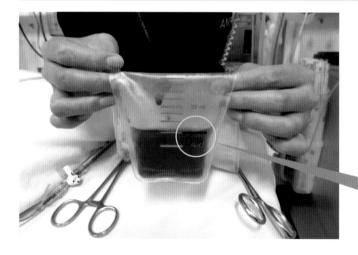

注目！

● 排液量の観察時は、排液バッグ
を水平に持って確認します。

増加量がわかるように印をつけ、
確認時間を記入します。

🐾 排液量のアセスメント・対処

異常	考えられること	対処方法
血性の排液がみられ止まらない	出血の可能性	● 意識レベル・神経症状・バイタルサインの確認、医師へ報告
	排液バッグの高さが不適切	● 排液バッグが指示された位置で固定されているか確認
	患者の体動	● 患者の起き上がりの有無を確認 ● 体動（寝返りなど）時の排液状況を確認
急に排液量が減少した	ドレナージチューブの閉塞	● ドレナージチューブの屈曲・圧迫の確認 ● ドレナージ回路のクランプの確認 ● 接続部の三方活栓の確認 ● 浮遊物などによるドレナージチューブの閉塞⇒ミルキング施行
	ドレナージチューブの抜け、接続外れ	● 挿入部の観察 ● ドレナージ回路の確認 ● ドレナージチューブの抜けや接続外れがあればすみやかに医師へ報告 ● 再接続時は滅菌操作で行う
拍動性に排液がみられる	脳脊髄液が排出	● 意識レベル・神経症状・バイタルサインの確認 ● 医師へ報告

> 患者の起き上がりを目撃したら、ドレーンをすぐにクランプします。

🐾 排液性状

● 血腫の除去や開頭術後の排液、空気排出に利用されるため血性～淡血性です。

● しかし、排液が血性へ変化した場合は出血の可能性が高いため、患者の状態観察とともに医師へ報告します。

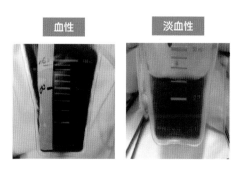

血性　　　　淡血性

🐾 拍動の観察

● 基本的に拍動はありません。

● 硬膜の閉鎖が不十分であり、髄液腔と交通がある場合は拍動がみられることがあります。この場合は脳脊髄液が排出されている可能性が高いため排出量の増加に注意が必要です。

④ ドレーン挿入部の管理

❀ ドレーンの固定

- 固定はガーゼを使用する場合とドレッシング材を使用する場合があります。
- ドレーン挿入部からの出血や滲出液がある場合はガーゼを使用します。
- 上記以外は感染予防のためドレッシング材で閉鎖とします。

▰ 頭部（脳室、脳槽、硬膜下、硬膜外、皮下）ドレーン

▰ スパイナルドレーン

ガーゼ

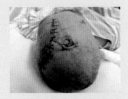

①抜去予防のためループを作り固定

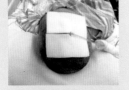

②切り込みガーゼを挿入

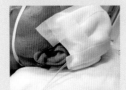

③ガーゼがずれないようテープで固定

ドレッシング材

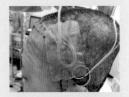

①ドレッシング材で閉鎖

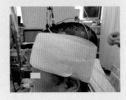

②体動によりドレッシング材がはがれないよう包帯で保護

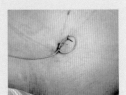

①抜去予防のためループを作り固定

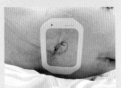

②ドレッシング材で閉鎖

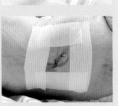

③ドレッシング材がはがれないようテープで補強

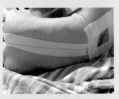

④ドレーンの下にテープを貼りずれを防止

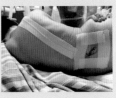

⑤ドレーン下のテープに沿うようにドレーンの上からテープで固定

> 根拠 チューブの屈曲や突っ張りを防ぎます。

🐾 ドレーン挿入部の観察

異常	考えられること	対処方法
ドレナージチューブ挿入部が濡れている	髄液、滲出液の漏れ	● ガーゼ交換、挿入部からどの程度漏れているか確認 ● 設定圧の確認 ● ドレーン挿入部から漏れないよう縫合するか医師と検討 ● 医師へ報告
	頭蓋内圧亢進の可能性	● 意識レベル・神経症状・頭蓋内圧観察 ● 設定圧の見直し ● 異常時はすみやかに医師へ報告
	不適切な圧設定 （設定圧より頭蓋内圧が高い）	● 頭蓋内圧観察 ● 医師と設定圧の見直しを話し合い
	ドレナージチューブの閉塞	● ドレーンの屈曲・圧迫の確認 ● ドレナージ回路のクランプの確認 ● 接続部の三方活栓の確認 ● 浮遊物などによるドレナージチューブの閉塞⇒ミルキング施行
ドレナージチューブ挿入部の皮膚異常 （発赤、圧痛、腫脹）	感染	● バイタルサイン確認 ● 血液データで異常の有無の確認 ● 髄膜炎徴候（項部硬直）の有無の確認 ● すみやかに医師へ報告

注意！

◎ドレナージ中の患者の発熱、首の痛み、項部硬直は髄膜炎の可能性があります。
◎対応の早さが患者の予後を左右する可能性があるため、早く気付き対処することが重要です。

🐾 感染予防

● 脳神経疾患で扱うドレーンは直接脳内（髄液腔）と交通しており、感染しやすい状況です。
● また脳脊髄液は糖分が多く細菌繁殖の温床になりやすいため、髄膜炎などの感染を起こしやすいです。そのため感染対策が重要となります。

感染のリスクが高まる要因

● 穿刺部からの脳脊髄液や排液の漏出。
● 脳脊髄液や排液が脳内へ逆流。
● ドレーンの留置期間が長い。
● ドレナージシステムの交換回数が多い。
● 皮下トンネルが短い。

🟦 感染予防策

ドレナージ回路の固定	● ドレーンは挿入部から直接頭皮外へ出すのではなく、皮下を通り頭皮外へ固定される（図参照）
ドレナージ回路の取り扱い	● 無菌操作で取り扱う ● 接続の三方活栓は無菌操作で取り扱い、滅菌ガーゼで覆い清潔状態に保つ ● 髄液検査や薬剤を投与する場合も無菌操作で行う ● ドレナージ回路を不用意に持ち上げて脳脊髄液や排液を逆流させないようにする ● 排液バッグはいっぱいになる前に交換を医師へ依頼する
挿入部の管理	● ドレーン挿入部が汚染した場合はすみやかに交換する ● 感染徴候がなければ、可能な限りドレッシング材で閉鎖する ● ガーゼは2〜3日に一度程度交換する ● ドレッシング材は汚染がない限り基本的には交換しない
挿入部の観察	● 感染徴候（発赤、腫脹、疼痛、熱感）がないか観察する ● 異常があればすみやかに医師へ報告する

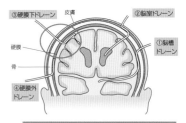

三方活栓は滅菌ガーゼで覆う

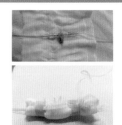

🐾 事故（自己）抜去予防

- ● ドレナージ中の患者は、原疾患による意識障害や不穏状態を生じることが多く自己抜去のリスクが高い状態にあります。
- ● 体位変換や移動などにより誤ってドレナージチューブをひっぱったり、他のチューブと絡まったりし事故抜去する可能性があります。
- ● ドレナージチューブが抜去されてしまうと患者の状態に影響を及ぼすため、不慮の事故に十分な注意が必要であり、予防することが重要です。

🟦 事故（自己）抜去予防策

①患者への十分な説明と同意	● ドレナージ中であることを説明する ● ドレナージ中の注意事項が理解できるよう説明する ● 必要時は患者にわかりやすいように明記し表示する
②苦痛の除去	● 疼痛コントロールを行う ● 症状緩和を行う ● ドレナージ中でも可能なことを具体的に説明する ● 医師と相談しドレナージを中断する時間を確保し、行動できるようにする
③ドレナージチューブ管理（ドレーンの固定〈p.116〉参照）	● ドレナージチューブの固定はループを作り抜去しにくいようにする ● ドレナージチューブのテープは確実に固定する ● ドレナージチューブにはゆとりをもたせる ● ドレナージチューブの整理を行い、ひっかからないようにする
④見守り	● 可能な限り、そばで見守りを行う

注意！

- ● 疾患により状況や説明内容を理解することが困難な状態にある患者も少なくありません。
- ● 説明を行っても理解されないと勝手に判断せずに、方法を変えながら根気よく説明します。
- ● 抑制はかえって患者の不隠を助長することがあるため、不用意な抑制は避ける必要があります。

■ 事故（自己）抜去時の対応

根拠 過剰排液と空気の流入を防ぎます。

❶ドレナージチューブの確認
- 切れていれば患者側のドレナージチューブのクランプを閉鎖します。
- 抜けていれば挿入部をガーゼで圧迫します。
❷意識レベル・神経症状・バイタルサインの観察
❸医師へ報告
❹ドレナージチューブの先端を確認
- 抜去されたドレナージチューブが頭蓋内に残存していないか確認します。
❺医師の指示により出血・空気の逆流がないか CT で確認

> 1人では対処できないので、応援を呼びましょう！

■ ドレナージ中よくあるインシデント

	考えられること	予防策
設定間違い	● 基準点（0点）設置ミス ● 指示された設定圧の設定間違い	● つねに基準点（0点）、設定圧の確認 ● 指さし呼称で確認 ● 他スタッフとダブルチェックをする ● 時間を空けて再確認する
クランプ閉鎖、開放忘れ	● クランプを閉鎖せずにケア（清拭、ギャッチアップ、吸引など）を実施 ● フィルター部のクランプ開放忘れ	● ケア前のクランプ閉鎖の習慣化 ● ケア前に指さし呼称で確認 ● ドレナージ開始時にすべてのクランプの開放を確認
オーバードレナージ	● 患者の起き上がり ● ケア時のクランプ閉鎖忘れ ● チャンバー部のフィルタークランプ開放忘れ	● ドレナージの必要性を説明 ● 患者の必要物品を手の届く位置へ設置 ● 安全の確保（見守りなど） ● クランプの閉鎖・開放確認
事故抜去	● 患者の体動 ● ケア時のドレナージチューブのつっぱり ● 移動時のドレナージ回路の固定不良	● ドレナージチューブのゆとりを確認 ● 移動時のドレナージ回路の固定を確実に行う
ドレナージチューブ切断	● ドレナージチューブ接続部の緩み	● 時間を決めて接続部が緩んでいないか確認する
ドレナージ回路の落下	● 固定が不十分	● ドレナージスタンドの固定を確実に行う
フィルター汚染	● 移動時のクランプ閉鎖が不十分	● つねにフィルター汚染の有無を確認 ● 移動時もチャンバー部のフィルターはつねに上に保つ

🐾 ドレナージチューブ抜去後の観察

- ドレナージチューブの抜去直後は頭皮が閉鎖しておらず脳脊髄液が漏れることがあり、感染する機会を作ることになります。
- 頭皮が閉鎖した後でも皮下に脳脊髄液が貯留することがあるため、抜去後の観察も重要です。

■ 観察事項

- 抜去部の髄液の漏れ（ガーゼ汚染）
- 創部の膨隆
- 創部の感染徴候（発赤、熱感、腫脹、疼痛）
- 全身状態の感染徴候（発熱、血液データ）

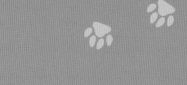

7章

シャント管理

脳神経外科病棟では、シャント手術を受ける患者さんや、シャント機能不全などで入院される患者さん、シャント挿入中の患者さんへの看護を行う機会があるかと思います。本章では、主にシャントの術後管理の内容が中心となっていますが、シャントの目的や合併症、生活上の注意事項などを学ぶことによって、患者さんの状態変化を見逃さず、適切な看護ケアにつなげていただければと思います。

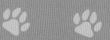

① シャント手術

シャント手術とは、水頭症といって脳脊髄液（髄液）の産生、吸収、循環の経路が先天性または後天性の何らかの原因で障害され、脳内に髄液が過剰に貯留した状態に対して行われる手術のことです。過剰な髄液で脳室が拡大され脳への圧迫が加わることで起こる症状の改善を図るために、髄液をシャントチューブを通じて脳室や腰部くも膜下腔から腹腔や心房など他の体腔に持続的に誘導灌流します。

🐾 シャント手術の種類

- シャント手術は全身麻酔下で行われ、手術の所要時間は1時間程度、麻酔時間を合わせると2時間程度の手術です。
- シャントチューブの留置部位によって脳室−腹腔（V−P）シャント、腰椎−腹腔（L−P）シャント、脳室−心房（V−A）シャントがあります。

種類	V−Pシャント	L−Pシャント	V−Aシャント
適応	● 非交通性水頭症 ● 交通性水頭症	● 交通性水頭症 **根拠** 非交通性水頭症では脳ヘルニア誘発の危険があり施行しない。	● 非交通性水頭症 ● 交通性水頭症
方法	● 髄液を脳室から腹腔に誘導する	● 髄液を腰部から腹腔に誘導する	● 髄液を脳室から心房に誘導する
特徴	● 適応範囲が広い	● 頭部に傷ができない ● 交通性水頭症のときのみ施行する ● 腰椎疾患がある場合は施行しない	● 感染すると重篤な合併症を起こすため頻度は少ない

非交通性水頭症と交通性水頭症の違い

非交通性水頭症	交通性水頭症
● 側脳室からくも膜下腔への髄液の通過が遮られて起こる水頭症 ● 例えば、腫瘍や出血によって通路が閉ざされて髄液がくも膜下腔に流れなくなる場合など 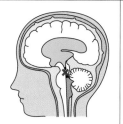	● 側脳室からくも膜下腔までの通過障害はないが、その後の髄液の循環に障害があり起こる水頭症 ● 例えば、くも膜下出血後、くも膜下腔の血液がくも膜下顆粒などを塞いでしまう場合など 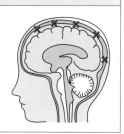

これも覚えておこう！

シャント手術の有効性を判断するために施行する検査
● CT や MRI などの画像検査のほかに、髄液タップテストや髄液ドレナージテストを行い、症状の改善が認められるか確認を行います。

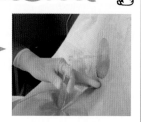

◎タップテスト
髄液を 30mL 抜いて、その後、症状の改善があるか確認します。

🐾 シャントシステムの構造

● シャントシステムは、2 本のカテーテルと 1 つのバルブから構成されています。
● シャントバルブには、圧固定式バルブと圧可変式バルブがありますが、ほとんどが体外から非侵襲的に圧設定の変更が可能な圧可変式バルブを使用しています。

シャントシステム（V–P シャント）

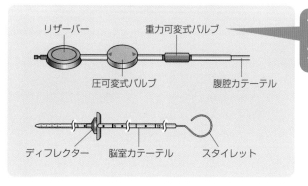

体位変換によるオーバードレナージ防止のため組み合わせることがあります。

リザーバー　　重力可変式バルブ
圧可変式バルブ　　腹腔カテーテル
ディフレクター　脳室カテーテル　スタイレット

🐾 シャント手術の実際（V–P シャント）

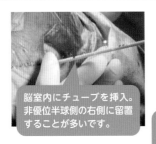

脳室内にチューブを挿入。非優位半球側の右側に留置することが多いです。

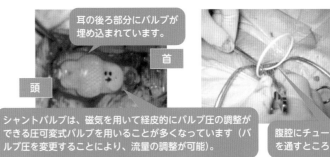

耳の後ろ部分にバルブが埋め込まれています。

首

頭

シャントバルブは、磁気を用いて経皮的にバルブ圧の調整ができる圧可変式バルブを用いることが多くなっています（バルブ圧を変更することにより、流量の調整が可能）。

腹腔にチューブを通すところ

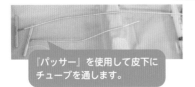

『パッサー』を使用して皮下にチューブを通します。

※パッサー：
皮下にチューブを誘導するための金属の筒

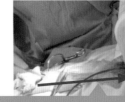

腹部から胸部に向かってパッサーを通しているところ

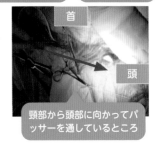

首

頭

頸部から頭部に向かってパッサーを通しているところ

▪ 圧可変式シャントバルブの圧調整方法

● 設定圧を変更する場合は専用の機器を用いて経皮的に行うことができます。

CODMAN® HAKIM®

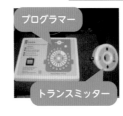

プログラマー

トランスミッター

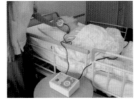

● 細かい圧設定が可能です。

PS Medical™ STRATA™ Ⅱ

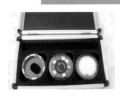

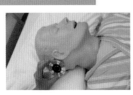

CODMAN® CERTAS® Plus

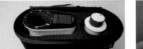

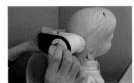

● コードレスで簡便に圧調整ができます。

■ シャント術前とシャント術後の CT の比較

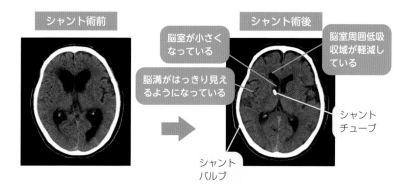

シャント術前

シャント術後

脳室が小さく
なっている

脳溝がはっきり見え
るようになっている

脳室周囲低吸
収域が軽減し
ている

シャント
チューブ

シャント
バルブ

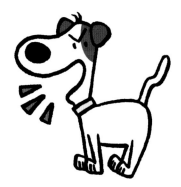

シャント術後の経過

- 術後は合併症に注意し観察していきます。
- シャント圧の調整で入院日数が変わりますが、だいたい10日前後で退院する場合が多いです。
- 体内に埋め込まれたシャントシステムは機能不全や感染などの合併症がない限り、半永久的に使用することができます。
- 小児の場合は成長に応じて、シャントチューブの長さを延長しなければならない場合もあります。

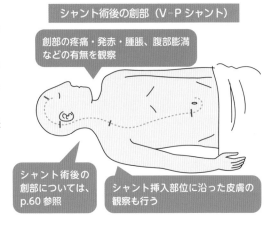

シャント術後の創部（V–Pシャント）

創部の疼痛・発赤・腫脹、腹部膨満などの有無を観察

シャント術後の創部については、p.60参照

シャント挿入部位に沿った皮膚の観察も行う

シャント術の患者用クリニカルパス

脳室－腹腔シャント術を受けられる患者様へ　　【患者様用】

お名前　　　　　様　　　　　主治医　　　　　受け持ち看護師

月日 経過	入院日・手術当日	手術当日術後	手術後1日	手術後2日	手術後3日	手術後4〜7日	手術後8日〜退院日
達成目標	手術について理解できる。	①術後の安静が保持できる。②術後合併症を起こさない。③傷の痛みがコントロールできる。		①術後合併症を起こさない。②日常生活動作の範囲が拡大できる。			（終了基準）①日常生活動作の範囲が拡大ができる。②日常生活の注意点について理解できる。
治療・薬剤（点滴・内服）・処置	現在服用しているお薬は医師の指示に従ってください。手術前に点滴を施行します。抗菌薬の点滴をしますので、点滴中に気分が悪くなったり、何か変化があれば申し出て下さい。	手術後1日目に抗菌薬の点滴がおわれば点滴抜去します。手術後3時間は必要時酸素を吸入します。	頭と腹部の創部を確認します。（術後3日まで）			術後7日目に全抜糸します。抜糸後は絆創膏を貼ります。	翌日創部を確認します。
検査	手術前に必要な検査をします。（採血・検尿、胸部レントゲン、心電図、頭部CTなど）		頭部CTとレントゲン、採血があります。	必要に応じて検査をします。		術後7日目に頭部CT、採血をします。	
活動・リハビリ	特に制限はありません。	ベッドの角度を少し上げることができます。（15度）角度は看護師が調節します。	ベッドの上で安静が必要です。検査し、許可がでれば、自由に動けます。（初回の歩行は看護師が観察します。）	活動に制限はありません。			
食事	指示があるまで、飲んだり食べたりできません。	食事はとることが出来ません。	検査後許可がでれば、昼食から食事がはじまります。				
清潔	特に制限なく、入浴可能です。		タオルで体を拭きます。		許可があれば術後3日目から頭を洗ったり、シャワーができます。※術後7日目の抜糸の日はできません。		
排泄	特に制限はありません。	手術時尿の管がはいります。	術後1日目の検査前は、ベッド上で排泄します。検査後許可がでれば、尿の管をぬき、自由にトイレに行くことができます。				
患者様及びご家族様への説明 栄養指導 服薬指導	医師より病状、手術、麻酔についての説明があります。説明後、同意書をお渡ししますので、署名後看護師に提出してください。看護師が入院生活、手術前後の注意点について説明します。	医師が手術結果について説明します。	CTの結果について医師から説明があります。	医師より検査結果、手術後の経過、退院について説明があります		看護師より手術後の生活について説明があります。次回再診予約表、内服薬をお渡しします。	
その他	幡多けんみん病院　（西5）脳外科						

🐾 シャント術後の主な合併症

シャント機能不全	状態	● シャントチューブの閉塞やねじれ・屈曲・断裂などにより、シャント機能が十分に働かず、髄液が十分に流れなくなった状態	
	症状	● 非交通性水頭症の場合は頭蓋内圧亢進症状・意識障害など、交通性水頭症の場合は術前にみられていた症状	
	対応	● シャント異常部位の再建術	
シャント感染	状態	● 手術操作や創部感染、血行感染などによって体内に埋め込まれているシャントシステムが感染した状態	
	症状	● シャントシステム経路に沿った皮膚の発赤・腫脹・疼痛・熱感、発熱、検査データでは炎症反応の上昇 ● その他、髄膜炎症状や、V−Pシャント・L−Pシャントでは腹膜炎、V−Aシャントでは心内膜炎や敗血症などの症状にも注意	
	対応	● 抗菌薬の投与だけでは感染をコントロールすることが困難であり、シャントシステムを除去し、感染が落ちついてからシャント再建術を行う場合が多い	
髄液の過剰排泄	状態	● シャントバルブの圧設定が低すぎる場合やサイフォン効果が強いと、髄液が過剰に排出され下記のような状態を呈する ◎ 低髄圧症候群 ◎ スリット脳症（脳室が過度に縮小した状態） ◎ 硬膜下血腫 ◎ 硬膜下水腫など ※アンチサイフォンデバイスの併用によって、サイフォン効果を防止できるようになっている	
	症状	● 低髄圧症状としては、頭痛や悪心、嘔吐など	
	対応	● 予防策として圧可変式バルブ使用時には術後初期は圧を高めに設定し、CT所見や症状に応じて徐々に設定圧を下げていく ● 座位や立位時に低髄圧症状が出現した場合は、臥床させ頭部を水平位にする	
その他		● 腸閉塞、腸管穿孔、腹水、血栓症・肺塞栓、神経根症など	

🐾 シャント術後の生活上の注意点

▰ ①シャント異常時には再診日を待たずにすみやかに受診する

● シャント異常の症状が出現した場合は、すみやかに受診するように説明します。

シャント異常の症状
● 意識レベルの低下 ● 歩行障害、認知障害、尿失禁の悪化 ● 疼痛（頭痛や腹痛など） ● 発熱 ● シャント挿入部位に沿った皮膚の発赤

②シャント管理の方法〈圧可変式バルブを使用している場合〉

● 磁気により圧設定の変更が可能な圧可変式バルブで、身の回りにある強い磁気でもバルブ圧が変わるものは、MRI施行後に必ずバルブ圧を再調整する必要があるため、事前に医師および検査技師に申し出るように説明します。

使用してはいけないもの	バルブ部位に接触させてはいけないもの
● 磁気枕（磁気マットレス） ● 磁気ネックレス ● 磁気ブレスレット ● 磁気治療器 ※ L-Pシャントの場合は、磁気腹巻は使用してはいけない	● 冷蔵庫・電子レンジのドア ● ヘッドホン、イヤホン ● 携帯ラジオ・テレビ、ステレオ ● 携帯電話のスピーカー ● 磁気腹巻き ● 磁気サポーター ● 盗難防止装置や金属探知機などの電子商品監視装置（セキュリティーゲート）

文献8を参考に作成

 注目！
身の回りにある強い磁気やMRIでも圧の影響を受けにくいMRI対応型のバルブもあります。

③体重・排便のコントロール

● V-PシャントやL-Pシャント術では術後、腸管運動の低下をきたしやすい状態にあります。
● 体重の管理や便通の改善も術後管理では重要になってきます。
● 水分摂取や食物繊維の多い食事摂取を心がけるよう説明します。

 根拠 肥満や便秘は腹圧を上昇させ、髄液の流れを悪くすることがあります。

 注意！
ふだんの活動にとくに制限はありませんが、無理に体をひねる激しい運動をしたり、転んで頭をぶつけたりした場合、まれにシャントチューブが切れたり、バルブが壊れたりすることがあります。

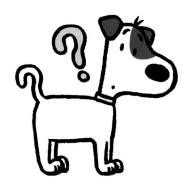

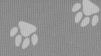
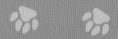

8章

拘縮予防と口腔ケア

脳神経外科疾患による意識障害や運動麻痺などの機能障害は、廃用症候群としてさまざまな症状を引き起こし、筋萎縮や関節拘縮もその一つです。拘縮には、筋性（内因性・外因性）、関節性、軟部組織性などの要因[1]が挙げられますが、ここでは関節拘縮を取り上げ、生活行動拡大のための拘縮予防についてまとめます。

口腔ケアは、感染管理や肺炎予防、歯周病疾患の予防、脳への刺激入力による覚醒度の向上を目的として行うもので、超急性期から開始します。ケアの方法や注意点をしっかり学びましょう。

① 拘縮予防

拘縮予防の必要性

● 拘縮は、部位や程度によって、二次的障害を招きます。

⇒ ● 二次的障害として、褥瘡併発や可動域制限による生活動作の低下が挙げられます。

⇒ ● 生活動作の低下は、行動が制限されるだけでなく、介護力の増大につながります。

関節拘縮

原因

● 関節の不動によって、関節包・滑膜・腱・靱帯・関節軟骨・皮膚・筋などの関節の構成組織の弾力性や柔軟性が失われ、ある角度以上に動かなくなる状態です。

有無・程度

● 関節可動域の確認によって把握します。

可動域の制限

● 基本的な動きを確認することで、制限の有無や程度が判断できます。

● 可動域の角度は患者個々によって異なります。

● 左右差を確認することで制限の有無がわかります。

上肢の関節可動域

関節	基本軸	運動方向	参考図（参考可動域角度）
肩関節	0°	屈曲	180°
	肘関節を前方 90°に屈曲 0°	内旋	内旋 80°
		外旋	外旋 60°

関節	基本軸	運動方向	参考図（参考可動域角度）
肩関節	肩関節を90°外転位 0°	水平屈曲	135°
肘関節	0°	屈曲	145°
	0° 肩は回転させずに肘を90°屈曲	回内 回外	回内 90°　回外 90°
手関節	手掌は下 0°	屈曲 伸展	屈曲 90°　伸展 70°

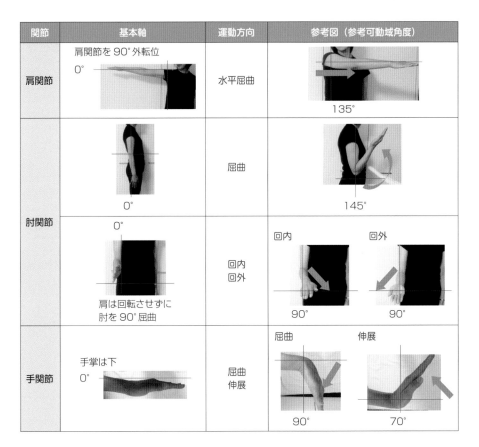

🔲 下肢の関節可動域

関節	基本軸	運動方向	参考図（参考可動域角度）
股関節	体幹と平行なラインが基本軸 0°	屈曲	135°　※伸展は0°
	足関節と膝関節を90°に屈曲 0°	内旋 外旋	内旋 45°　外旋 45°
膝関節	大腿骨が基本軸 0°	屈曲	130°　※伸展は0°　股関節を90°に屈曲
足関節	腓骨への垂直なラインが基本軸 0°	屈曲 伸展	屈曲（底屈）45°　伸展（背屈）20°

🐾 筋緊張（痙縮）

▤ 原因

● 中枢性麻痺によって生じる一次障害や急性期に適切な関節拘縮予防がなされなかった場合に起こるといわれています。

▤ 対策

● 他動的に筋肉を伸ばすことが必要となります。

> **根拠** 麻痺側肢の筋緊張に対して、十分な伸張を1回行うことで、短縮傾向にある筋の抵抗が60〜80％減弱します[2]。

> 運動機能の評価時には、関節可動域とあわせて筋緊張（痙縮）も確認できるとよいでしょう。

▤ 評価

● PT や OT は痙縮スコア (modified Ashworth scale) を用いて評価します。痙縮の程度については情報共有し、関節可動域とあわせて評価するとよいでしょう。

🐾 関節可動域訓練（range of motion：ROM）

▤ 目的[3]

● 可動域維持：現状の可動域を最大限の回数を繰り返すことが必要です。
● 拘縮予防：現状の可動域を他動的に広げるための伸張が必要です。

> 患者自身ができることは、訓練方法を指導して自動運動を促進します。

▤ 片麻痺の場合の関節拘縮

拘縮をきたしやすい方向

● 肩関節　＝屈曲・内旋
● 肘関節　＝屈曲
● 手指関節＝屈曲
● 股関節　＝屈曲
● 足関節　＝底屈

拘縮は二次的障害です。予防として伸張する運動が必要です。

> ◎運動の種類
> ・自動運動
> ・自動介助運動
> ・他動運動

片麻痺患者の拘縮の特徴

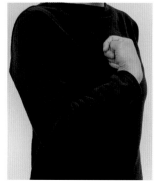

上肢は肩、肘、手、指関節すべてが屈曲位となりやすく、過度な屈曲による痛みが発生したり、衣服着脱などの生活動作にも支障が出ます。

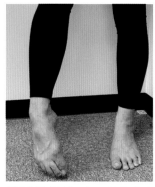

足関節は底屈位、かつ内反しやすく、歩行するうえで大きな支障となります。

■ 他動運動

- 何回行うか、いつ行うかは患者個々の状態で決定します。
- セラピストに相談して計画的に実施しましょう！

肩関節

肩関節を屈曲方向へ

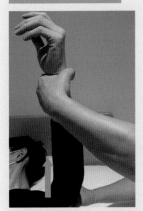

- 90°程度までとします。
- 抵抗を感じた場合は中止します。

 根拠 誤用性損傷や過用性関節炎を引き起こす原因となります。

注意！ ◎弛緩性麻痺の場合は肩を後方から押さえて、無理な伸張を与えないようにします。

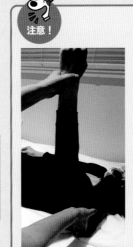

肩関節を外転外旋方向へ

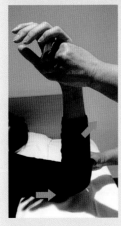

- 肘と手首を支えて、脇から腕を離し、広げるようにします。

肘関節

肘をしっかり伸展

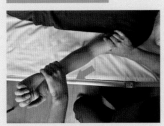

- 肘と手首を支えます。

肘をしっかり屈曲

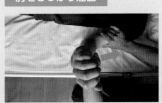

- 肘と手首をしっかりと支え、ゆっくりと伸展・屈曲を繰り返します。

手関節

手首をしっかり伸展・屈曲

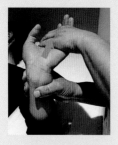

● 手首と手掌を支えて、伸展と屈曲を繰り返します。

手指関節

指の関節それぞれを屈曲・伸展

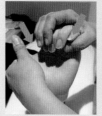 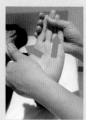

● 親指を片方の手で、もう片手は人さし指〜小指までを行います。
● 力の入りすぎ、過度な伸展を加えないように指全体で行いましょう。

股関節

股関節の訓練は同時に膝関節も行っています。

屈曲方向へ

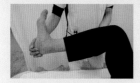 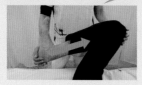

❶膝下と足裏を持ちます。

❷痛みや拘縮がないようであれば最大限まで屈曲させます。

 注意! 痛みや抵抗がある場合の対処法
● 関節拘縮の場合は、それ以上の力を加えてはいけません。
● ハムストリングス（大腿後面）の筋緊張が高い場合は、ゆっくりと力を加えることで緊張が和らぎます。

外旋・内旋

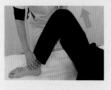 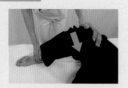

● 膝下と足首をしっかりと支え、下肢を外側へ倒します。

● 膝上と足首をしっかりと支え、膝を内側へ倒します。

 注意! 弛緩性麻痺の場合には、足の重みで過度な負担がかからないよう、しっかりと支えることが重要です。

これも覚えておこう!

家族でもできる訓練

● 股関節の訓練として、下腿を内側、外側へコロコロゆっくりと転がします。
● 負担も少なく、ちょっとした時間を利用して行えます。

内側へ
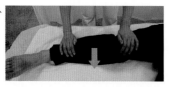

外側へ
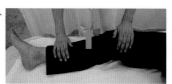

足関節

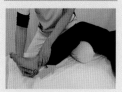

伸展方向（背屈）へ

● 膝関節を屈曲させ（枕など使用）、足首と踵を持ち、踵を持つ前腕で足裏を押します。

注目！

● 座る、立つ、歩く、更衣など、日常の生活動作はあらゆる関節の動きを必要とします。そのため、生活の中で拘縮予防を意識しながら、予防や改善に努めます。

これも覚えておこう！

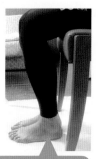

座ることの重要性

● 足首は早期に拘縮をきたします。不動に加え、布団の重みでさえ底屈を助長します。

● しっかりと足裏を接地することも運動の1つです。可能であれば、座ることも拘縮予防として取り入れてください。

> 足関節はしっかりと伸展していますし、座るときには、膝・股関節も屈曲しています。

🐾 良肢位の保持（ポジショニング）

目的

● 関節拘縮予防のほかにも同一体位による苦痛の予防や緩和、褥瘡予防、感覚刺激入力、姿勢の安定や転落防止などが挙げられます。

> 関節拘縮に対しては運動や活動時間以外も予防を意識したアプローチが必要です。

臥床時

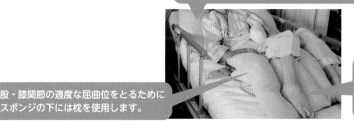

> 肩甲骨と頭を同時に支えることで頸部後屈を予防し、肩関節の不自然な外旋・内旋位を避けます。

> すでに足関節が拘縮しているため、過度な力が加わらないようにスポンジ上に足部を乗せて隙間を埋めます。

> 股・膝関節の適度な屈曲位をとるためにスポンジの下には枕を使用します。

座位

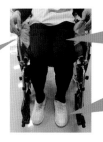

> 股関節が内旋・外旋しないようにタオルで調整します。
> 太ももの間にも入れるのがベスト。座面のたわみはなくします。

> 腰の位置や背部にはタオルやスポンジで隙間を埋め、安定させます。

> 足裏はしっかりと接地させます（下肢の長さでフットレストを調整するか、もしくはフットレストをたたみ、直に床に接地）。

注目！

● すぐにでも立ち上がることができるポジションが最適な座位です。

② 口腔ケア

口腔ケアの必要性

- 脳神経疾患では、不顕性誤嚥による肺炎が避けられず、高齢者にとって肺炎は生命の危機にも直結します。

口腔内の観察

- ケアするための全身や意識状態の観察、体位保持状況の確認は必須です。
- カーテン徴候の有無、舌の偏位や動きも確認しましょう。

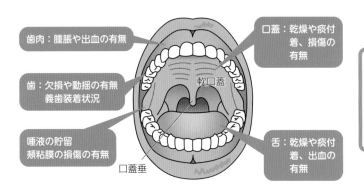

歯肉：腫脹や出血の有無

口蓋：乾燥や痰付着、損傷の有無

歯：欠損や動揺の有無　義歯装着状況

軟口蓋

唾液の貯留　頬粘膜の損傷の有無

口蓋垂

舌：乾燥や痰付着、出血の有無

これも覚えておこう！

カーテン徴候
- 舌咽・迷走神経障害によって一側性の咽頭筋が麻痺し、口蓋垂・咽頭後壁が健側にひっぱられている状態です。

口腔内評価

- 口腔ケアは必要に応じて一日に数回行いますが、ケアを継続するうえでは共通の評価ツールが有用です。評価ツールとしては、ROAG（revised oral assessment guide）やOHAT-J（oral health assessment tool-Japan）などがあり、口唇や舌、粘膜や歯肉、義歯や唾液などを評価します。

ケア物品の準備

- 口腔内の状況を観察し、適切な物品を準備します。

ブラシ

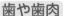

歯や歯肉

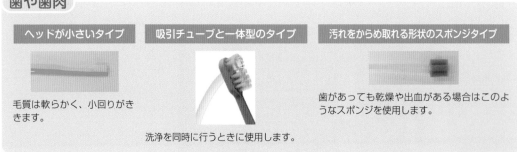

| ヘッドが小さいタイプ | 吸引チューブと一体型のタイプ | 汚れをからめ取れる形状のスポンジタイプ |

毛質は軟らかく、小回りがききます。

洗浄を同時に行うときに使用します。

歯があっても乾燥や出血がある場合はこのようなスポンジを使用します。

粘膜や唇、口腔奥

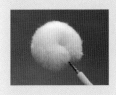

モアブラシ®

軟らかい部分の洗浄用
軟らかい球状の綿毛タイプ

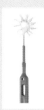

柄付きくるリーナブラシ®

長い柄で奥の汚れをからめ取ることができます。
歯がない場合や痰の付着などで汚染が強い場合
にはこれらが有効です。

舌

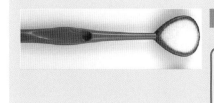

舌ブラシ

舌を傷つけずに磨ける素材を選びます。

注意！

- 舌苔は嫌気性菌の温床、異臭の原因となるので、取り除く必要があります[4]。
- 無理にこすると傷つけ、出血するリスクがあるので、保湿ジェルを併用することが望ましいでしょう。

歯磨き剤・洗口液・保湿剤

液体歯磨き・洗口液

乾燥予防のためにノンアルコール、トラブル対応のための低刺激タイプを選びます。

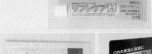

保湿ジェル

乾燥予防や傷んだ粘膜にもやさしく、低刺激で持続性があります。

注目！

- 通常の練り状タイプの歯磨き剤は含嗽が可能な場合に使用しましょう。

開口器具

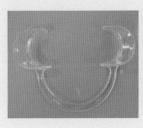

アングルワイダー

開口指示が入らない、開口拒否がある場合に有効です。

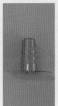

指ガード

介助者の指を噛まれないための器具です。
歯がある場合に使用します。

■ ブラシなどの洗浄用水

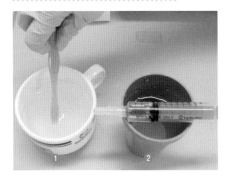

◎汚染物は口腔内に戻さないのが基本！
- ブラシなどの洗浄水は２つ準備します。
- 汚れは①のカップで十分に洗い落としてから、②の水で洗い、再度、口腔内へブラシを戻します。
- 手順を間違えないように②のカップではブラシをふるい洗いできないようにしておくとよいでしょう（写真では洗浄用のシリンジを置いてあります）。

🐾 ケア体位

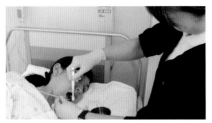

- 座位保持が無理な場合は側臥位・ファーラー位とし、誤嚥予防のために必ず頸部は前屈位とします。
- 麻痺がある場合は健側を下側にします。

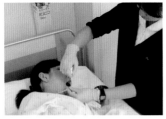
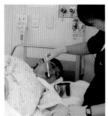

注意！

◎側臥位でケアする際の垂れ込み防止のために
- 頭部が下がらないように枕で高さを調整する。
- 頸部は前屈させる。
- 片麻痺の場合は健側が下側。

■ 座位が可能な場合

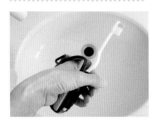

- 座位が可能であれば洗面所へ！
- 麻痺があって歯ブラシをうまく使えない場合はグリップなどを使用してみましょう。

🐾 口腔ケアの実際

- 抵抗がある場合もしっかりとケアを徹底します。

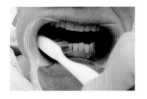

- アングルワイダーで視野を確保して、歯間や歯肉をしっかりとブラッシングします。
- 効率よくケアすることで時間短縮にもつながり、抵抗がある場合には有効です。

注意！

- 抗血小板薬・抗凝固薬の服薬中や、化学療法による血球減少症を認める場合は、歯肉など粘膜を傷つけないようにやさしく行います。
- ケア前に十分にアセスメントすることが大切です。

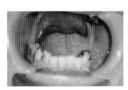

- アングルワイダーを使用することで、口腔内の観察が十分に行えます。
- 舌苔が付着し、乾燥していることがわかり、カーテン徴候も認めます。

ケア終了後も同様に口腔内の清潔、出血や損傷の有無などを確認します。

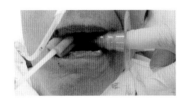

- 指ガードを使用しながらスポンジブラシでケア中。
- 指ガードでブラシが入るスペースは確保できています。

気管挿管中のケア

吸引しながらブラッシング

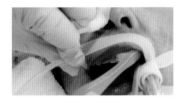

◎洗浄液、唾液の垂れこみをさせないために
ケア前
- カフ圧を確認（通常よりも＋10mmHg）します。
- 十分に口腔内およびカフ上部ラインから分泌物を吸引しておきます。

洗浄時も必ず吸引

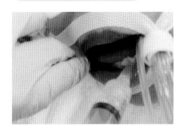

- 経口挿管中は、口腔内の菌のクリアランス（清掃率・浄化率）が低下しています。
- 十分に洗浄、回収することで菌を口腔内から除去します[5]。
- 最後にガーゼなどで拭き取ることも菌の回収に有用です。

舌や挿管チューブもしっかりとブラシで汚れを取り除きます。

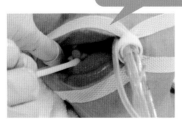
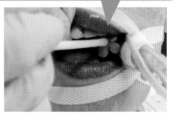

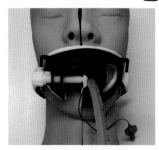

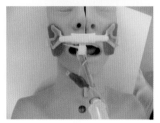

気管挿管用品の注意点

トーマスホルダー使用時

◎チューブ固定は変更できないため口腔ケア時は留め具を緩める。
　チューブの誤抜去がないように二人で行い、一人はチューブをしっかりと固定しておく。

注意！ 口腔ケアにおいては、長期使用は不向き

アンカーファスト使用時

◎チューブは上口唇側のみに固定され、チューブは左右にスライドできるため口腔ケアを容易に行え、かつ誤抜去リスクは低いため一人でケアできる。

🐾 誤嚥性肺炎予防のためのアプローチ

呼吸訓練	● 深呼吸により胸郭を広げ、酸素化向上を図る ● 片麻痺や呼吸筋力が低下している場合は、他動的に呼気介助によって酸素を取り込み、機能的残気量を増大させることが必要 ● 咳嗽反射が低下している場合は不顕性誤嚥が予測されるため、咳嗽訓練を行う
口腔・咽頭ケア	● 機械的刺激は、口腔内のクリアランスを高めると同時に、嚥下反射の改善にも効果的といわれている ● 頬内や舌、咽頭への間接訓練は、知覚刺激によって、口腔機能の向上や廃用予防に有用 ● 唾液腺マッサージによって、唾液分泌を促し、口腔内の乾燥予防や環境の正常化を保つ
義歯調整 う歯・歯周病治療	● 義歯の不適合は咀嚼機能を低下させる。義歯がないと開口し、舌は後方に落ち込むので誤嚥しやすい状態になる ● う歯や歯周病は放置しておくと進行し、菌の繁殖や出血など口腔内に悪影響を及ぼす
薬物治療[6]	● サブスタンスPの低下が誤嚥のリスクを高めるため、ACE阻害薬やカプサイシン、シロスタゾール、ドーパミン作動薬などの投薬が有効

🐾 生活動作拡大のためのアプローチ

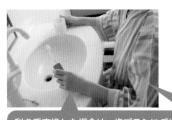

● 刺激入力や覚醒度向上、自立促進に向けて、できることを判断し、自立するための準備を整えることが大切です。

車いすに乗車し、正しい姿勢で実施します。

利き手交換した場合は、歯ブラシにグリップをつけることで握りが安定します。

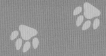
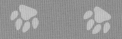
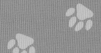

9章

脳神経領域の重要薬剤

脳神経外科領域で使用される薬剤は、治療や重篤化予防、そして再発予防を目的としています。安全な薬剤の使用のために使用上の注意点を確認し、薬剤効果の観察を行いましょう。また、再発を予防するために、退院後も薬剤を飲み続ける必要があります。薬剤師が行った服薬指導の理解度を確認し、継続して飲み続けるための方法を共に考えることも看護師の重要な役割の一つです。安全に、かつ継続して服用するためのポイントを押さえましょう。

- 薬剤情報は、2023 年 5 月現在のものです。
- 本書の記載内容には正確を期するように努めておりますが、薬剤情報は変更されることがありますので、薬剤の使用時には最新の添付文書などをご参照ください。また、従来の治療や薬剤の使用による不測の事故に対し、著者および当社は責任を負いかねます。

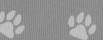

① 脳神経領域の薬剤と注意点

🐾 血栓溶解薬

一般名（商品名）	外観	効果・適応	注意点
rt-PA 〔アルテプラーゼ〕 （グルトパ®、アクチバシン®）		● 血栓上でプラスミノゲンに作用してプラスミンに変換し、フィブリンを分解して血栓を溶解する ● 脳梗塞すべての病型に適応があるが、発症から 4.5 時間以内に投与しなければならない	● 症候性頭蓋内出血の頻度は 3〜10 倍となる ● 出血の危険があるため、経鼻胃管、尿道留置カテーテル、動脈圧モニターカテーテルの挿入は遅らせる ● 静脈血栓療法のチェックリスト（次ページ）参照
ウロキナーゼ （ウロキナーゼ、ウロナーゼ）		● 血液中のプラスミノゲンに作用してプラスミンに変換し、フィブリンを分解して血栓を溶解する ● 血管内治療で行う局所動注療法に使用される	● 脳出血や消化管出血などの重篤な出血が現れることがある ● 心原性脳塞栓症（例外的に超急性期の動注）は禁忌

🐾 脳保護薬

一般名（商品名）	外観	効果・適応	注意点
エダラボン （ラジカット®）		● フリーラジカルを除去し細胞傷害から脳を保護する ● 発症後 24 時間以内に投与を開始し、投与期間は 14 日間以内とする	● 重篤な腎機能障害のある患者は禁忌 ● 急性腎不全、ネフローゼ症候群が現れることがあるため、腎機能の観察を十分に行う ● 肝機能障害を起こす場合もあるため、肝機能の観察も行う

🐾 脳浮腫治療薬

一般名（商品名）	外観	効果・適応	注意点
濃グリセリン・果糖製剤 （グリセオール®、グリセレブ®）		● 点滴により血液の浸透圧を上げて、脳組織に貯留した水分を血液中に移行させ、脳浮腫を改善する ● 投与量は全身状態や脳浮腫の状態に応じて調整する	● 心臓、循環器系機能障害、腎障害のある患者は症状が悪化するおそれがあるので注意する ● 利尿効果による脱水に注意する
D－マンニトール （マンニットール）		● 点滴により血液の浸透圧を上げて、脳組織に貯留した水分を血液中に移行させ、脳浮腫を改善する ● 即効性があるため、脳ヘルニアが切迫し、緊急を要する場合に使われる	● グリセオール®と比較すると、中止後にかえって浮腫が悪化する反跳現象が起こりやすい ● 利尿効果が強いため、電解質異常や腎障害が起こりやすい

🐾 静注血栓溶解療法のチェックリスト

適応外（禁忌）	あり	なし
■発症ないし発見から治療開始までの時間経過		
● 発症（時刻確定）または発見から 4.5 時間超		
● 発見から 4.5 時間以内で DWI/FLAIR ミスマッチなし、または未評価		
■既往歴		
● 非外傷性頭蓋内出血		
● 1 カ月以内の脳梗塞（症状が短時間に消失している場合を含まない）		
● 3 カ月以内の重篤な頭部脊髄の外傷あるいは手術		
● 21 日以内の消化管あるいは尿路出血		
● 14 日以内の大手術あるいは頭部以外の重篤な外傷		
● 治療薬の過敏症		
■臨床所見		
● くも膜下出血（疑）		
● 急性大動脈解離の合併		
● 出血の合併（頭蓋内、消化管、尿路、後腹膜、喀血）		
● 収縮期血圧（降圧療法後も 185mmHg 以上）		
● 拡張期血圧（降圧療法後も 110mmHg 以上）		
● 重篤な肝障害		
● 急性膵炎		
● 感染性心内膜炎（診断が確定した患者）		
■血液所見（治療開始前に必ず血糖、血小板数を測定する）		
● 血糖異常（血糖補正後も <50mg/dL、または >400mg/dL）		
● 血小板 100,000/mm³ 以下（肝硬変、血液疾患の病歴がある患者） ※肝硬変、血液疾患の病歴がない患者では、血液検査結果の確認前に治療開始可能だが、100,000/mm³ 以下が判明した場合にすみやかに中止する		
■血液所見：抗凝固療法中ないし凝固異常症において		
● PT-INR > 1.7		
● aPTT の延長（前値の 1.5 倍〈目安として約 40 秒〉を超える）		
● 直接作用型経口抗凝固薬の最終服用後 4 時間以内 ※ダビガトランの服用患者にイダルシズマブを用いて後に本療法を検討する場合は、上記所見は適応外項目とならない		
■ CT/MR 所見		
● 広汎な早期虚血性変化		
● 圧排所見（正中構造偏位）		
慎重投与（適応の可否を慎重に検討する）	あり	なし
● 年齢 81 歳以上		
● 最終健常確認から 4.5 時間超かつ発見から 4.5 時間以内に治療開始可能で DWI/FLAIR ミスマッチあり		
■既往歴		
● 10 日以内の生検・外傷		
● 10 日以内の分娩・流早産		
● 1 カ月以上経過した脳梗塞（とくに糖尿病合併例）		
● タンパク製剤アレルギー		
■神経症候		
● NIHSS 値 26 以上		
● 軽症		
● 症候の急速な軽症化		
● けいれん（既往歴などからてんかんの可能性が高ければ適応外）		
■臨床所見		
● 脳動脈瘤・頭蓋内腫瘍・脳動静脈奇形・もやもや病		
● 胸部大動脈瘤		
● 消化管潰瘍・憩室炎、大腸炎		
● 活動性結核		
● 糖尿病性出血性網膜症・出血性眼症		
● 血栓溶解薬、抗血栓薬投与中（とくに経口抗凝固薬投与中）		
● 月経期間中		
● 重篤な腎障害		
● コントロール不良の糖尿病		

＜注意事項＞ 1 項目でも「適応外」に該当すれば実施しない。

日本脳卒中学会 脳卒中医療向上・社会保険委員会 静注血栓溶解療法指針改訂部会. 静注血栓溶解（rt-PA）療法適正治療指針. 第三版. 2019年 3 月. 脳卒中. 41（3）, 205-46 より転載

🐾 抗凝固薬

	一般名（商品名）	外観	効果・適応	注意点
抗トロンビン薬	アルガトロバン水和物（スロンノン®HI、ノバスタン®HI）（後発：アルガトロバン）		● トロンビンの働きを弱め、血栓をできにくくする ● 発症後48時間以内のラクナ梗塞以外の脳血栓症に使用する ● 投与開始2日間は持続点滴、その後は朝夕2回に分けて投与する	● 半減期は30〜40分と短い ● 持続点滴から間欠投与となるときには症状の悪化に注意が必要 ● 脳塞栓症に使用すると出血性梗塞が起こるため禁忌
ヘパリン	ヘパリンナトリウム（ヘパリンナトリウム）		● 血栓塞栓症の急性期の治療および予防に使われる ● aPTT（活性化部分トロンボプラスチン時間）が正常の約1.5〜2.0倍になるように投与量を調節する	● 出血性梗塞に注意が必要である ● 重篤な腎障害の患者へは原則禁忌である
クマリン系薬	ワルファリンカリウム（ワーファリン）		● 血液凝固因子の合成に欠かせないビタミンKの働きを弱め、凝固系の働きが抑制し、血液を固まりにくくする ● 定期的にPT-INRを測定し、用量を調整する ● 弁膜症を伴わない心房細動のある脳梗塞患者ではPT-INR2.0〜3.0、70歳以上では1.6〜2.6の範囲でコントロールする	● 脳出血、消化管出血などの出血に注意する ● ビタミンKを多く含む納豆、クロレラ、青汁などは大量に食べるとワルファリンの効果がなくなるので摂取禁止 ● 出血時の対処が容易な処置・小手術（抜歯など）の施行時は、内服続行が望ましい
直接阻害薬（DOAC） 経口トロンビン	ダビガトランエテキシラートメタンスルホン酸塩（プラザキサ®）		● トロンビン、またはXaの活性を阻害する ● 非弁膜症性心房細動患者における虚血性脳卒中および全身性塞栓症の発症抑制 ● ビタミンKに影響されないため食べ物の影響を受けにくい ● 薬剤の相互作用もないためPT-INRのモニタリングが不要	● 70歳以上の患者、消化管出血の既往を有する患者などの出血の危険性が高い場合は、用量を減らし慎重に投与する ● 速やかに胃に到達させるためにコップ一杯程度の水とともに服用
	リバーロキサバン（イグザレルト®）			● 中等度以上の肝障害のある患者では、薬剤の血中濃度が上昇して出血の危険性が高くなるため禁忌
	アピキサバン（エリキュース®）			● 非弁膜症性心房細動の場合、クレアチニンクリアランス15mL/分未満では禁忌
	エドキサバントシル酸塩（リクシアナ®）			● 非弁膜症性心房細動の場合は、クレアチニンクリアランス15mL/分未満では禁忌

よくあるギモン

自宅で患者が飲み忘れに気が付いたとき、どうしたらいいの？

飲み忘れに気が付いたときに、決して2回分をまとめて服用してはいけません。

商品名	半減期	対処方法
ワーファリン	60〜133時間	● 当日服用予定時間の12時間以内であれば、気付いたときに服用します ● 12時間を超えていたら、翌日のいつもの時間に忘れずに服用します
イグザレルト® リクシアナ®	7.1時間 6.7時間	● 気づいたときにすぐに1回量を服用します ● 次の服用まで12時間以上を空け、翌日から毎日1回忘れずに服用します
プラザキサ®	11時間	● 気づいたときにすぐに1回量を服用します ● 次の服用まで6時間以上を空け、その後通常どおり1日2回服用します
エリキュース®	6〜8時間	● 気がついたときにすぐに1回量を服用します ● その後通常どおり1日2回服用します

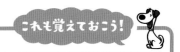
これも覚えておこう！

- DOAC はワーファリンより半減期が短いです。
薬を飲み忘れないような工夫を患者と一緒に
考えましょう。

> （例）薬を飲んだらカレンダーに印をつける
> 　　　薬の飲み忘れはないか、家族で確認をする

- 薬の作用により出血しやすいため、患者が
生活するなかで気を付ける点を指導しましょう。

> （例）軟らかめの歯ブラシを使い、優しく歯を磨きます
> 　　　ひげ剃りは電気かみそりを使いましょう
> 　　　鼻は強くかまないようにしましょう
> 　　　けがのおそれがある仕事や運動はなるべく避けま
> 　　　しょう

🐾 抗血小板薬

一般名（商品名）	外観	効果・適応	注意点
オザグレルナトリウム （カタクロット®、キサンボン®）		● トロンボキサン合成酵素の働きを弱め、血小板凝集を抑制する ● くも膜下出血術後の脳血管攣縮および脳虚血症状の改善 ● ラクナ梗塞の急性期治療に選択されることが多い ● 発症5日以内の急性期脳血栓症患者に有効である	● 出血性脳梗塞、硬膜外出血、脳内出血を助長する可能性がある ● 心原性脳塞栓症など脳塞栓症の患者は原則禁忌である
アスピリン （バイアスピリン®）		● 血小板に作用して、COX-1 を阻害し、トロンボキサン A_2 産生を抑制することで抗血小板作用を示す ● 発症48時間以内の急性期脳梗塞治療にアスピリン 160〜300mg/ 日の経口投与が推奨される	● 副作用として出血合併症に加え、胃腸障害があるため、消化性潰瘍治療薬を併用する ● アスピリン喘息の患者には使用できない
チクロピジン塩酸塩 （パナルジン®）		● 血小板のアデニル酸シクラーゼ（AC）を増強して血小板内のサイクリック AMP を増加させ、抗血小板作用を示す	● 副作用として血栓性血小板減少症、重篤な肝障害がある ● 重篤な副作用は投与開始後2カ月以内に起こるため、その間の十分な観察が必要である
クロピドグレル硫酸塩 （プラビックス®）		● チクロピジンと同等の虚血性脳血管障害後の再発抑制効果がある ● チクロピジンと比較して副作用の頻度が約半分と少ない	● 十分な効果が現れるのに数日間を要する
シロスタゾール （プレタール®）		● バイアスピリン®、クロピドグレルの次に非心原性脳梗塞の再発予防に有効な抗血小板薬である ● OD 錠（口腔内崩壊錠）は飲みやすく便利である	● 副作用として頭痛、頻脈がある ● 頭痛や動悸の軽減には少量から投与する方法が有効である ● グレープフルーツジュースと同時に飲むことは避ける

これも覚えておこう！

● 抗血栓薬の術前休薬期間のめやすを把握しておきましょう。

一般名	商品名	休薬期間
ワルファリンカリウム	ワーファリン	3〜5日
ダビガトランエテキシラートメタンスルホン酸塩	プラザキサ®	*
リバーロキサバン	イグザレルト®	1日
アピキサバン	エリキュース®	1〜2日
エドキサバントシル酸塩	リクシアナ®	1日
アスピリン	バイアスピリン®	7〜10日
チクロピジン塩酸塩	パナルジン®	10〜14日
クロピドグレル硫酸塩	プラビックス®	14日
シロスタゾール	プレタール®	3日間

＊個人差、手術による侵襲や出血の程度、該当薬中止によるリスクを考慮

注意！

● 歯の治療や内視鏡手術、外科手術を受ける場合は、必ず医師・薬剤師に相談するように抗血栓薬を服用している患者に説明します。
● 勝手に薬を中断しないようにしましょう。

🐾 血液希釈薬

一般名（商品名）	外観	効果・適応	注意点
デキストラン40（サヴィオゾール®）		● 循環血漿量・細胞外液量を増加、酸塩基平衡・電解質バランスの維持作用 ● 1回500〜1,000mLを静注する	● うっ血性心不全のある患者は、循環血液量が増え、心負荷が加わり症状が悪化するおそれがあるため禁忌 ● 投与期間は5日以内

🐾 くも膜下出血後の脳血管攣縮の治療薬

一般名（商品名）	外観	効果・適応	注意点
ファスジル塩酸塩水和物（エリル®）		● Rhoキナーゼ阻害作用による血管拡張薬 ● くも膜下出術後の脳血管攣縮・これに伴う脳虚血症状を改善する	● 頭蓋内出血の副作用に注意する ● くも膜下出血術後早期に開始し、2週間投与が望ましい

🐾 降圧薬

これも覚えておこう！

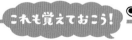

● 高血圧は脳卒中の最大の危険因子です。
● 脳卒中を起こさないための予防（一次予防）と脳卒中を再発させないための予防（二次予防）のどちらも降圧療法が勧められています。
● 高血圧の恐ろしさを患者自身が十分理解し、薬を正しく服用し血圧をコントロールしていくことが大切です。

一般名（商品名）	外観	効果・適応	注意点
Ca拮抗薬 ニカルジピン塩酸塩（ペルジピン®）		● ほとんどの高血圧性緊急症が適応となる ● 持続静注 0.5〜0.6μg/kg/分 ● 効果発現は 5〜10分	● 脳出血急性期、脳卒中急性期で頭蓋内圧亢進している患者へは慎重投与 ● 副作用は動悸、頭痛、ほてり感、浮腫、歯肉増生や便秘がある
ジルチアゼム塩酸塩（ヘルベッサー®）		● 急性心不全を除くほとんどの高血圧性緊急症が適応となる ● 心拍低下型 Ca 拮抗薬 ● 持続静注 5〜15μg/kg/分 ● 効果発現は 5分以内	● 重篤なうっ血性心不全、第Ⅱ度以上の房室ブロック、洞不全症候群のある患者は禁忌 ● 副作用は動悸、頭痛、ほてり感、浮腫、歯肉増生や便秘がある
アムロジピンベシル酸塩（アムロジン®、ノルバスク®）		● 排泄半減期は 37時間と長時間作用型であり有効性は高い ● 1日1回 2.5〜5mg を投与する	● 副作用は動悸、頭痛、ほてり感、浮腫、歯肉増生や便秘がある
ACE阻害薬 エナラプリルマレイン酸塩（レニベース®）		● 本態性高血圧症、腎性高血圧症、腎血管性高血圧症、悪性高血圧が適応となる ● 1日1回 5〜10mg を投与する	● 副作用で最も多いのはブラジキニンの作用増強による空咳である ● 空咳は、投与1週間から数カ月以内に出現するが、中止によりすみやかに消失する ● 重篤な副作用として血管浮腫、高カリウム血症、腎機能低下がある
ペリンドプリルエルブミン（コバシル®）		● 高血圧症が適応となる ● 1日1回 2〜4mg を投与する	
イミダプリル塩酸塩（タナトリル®）		● 高血圧症、腎実質性高血圧症、糖尿病性腎症が適応となる ● 副作用の空咳が少ないといわれている ● 肺炎の予防効果もある ● 1日1回 5〜10mg を投与する	
アンジオテンシン変換酵素阻害薬（ARB） ロサルタンカリウム（ニューロタン®）		● 高血圧症、高血圧症およびタンパク尿を伴う 2型糖尿病における糖尿病性腎症が適応となる ● 1日1回 25〜50mg を投与、1日 100mg まで増量可	● 重大な副作用として、アナフィラキシー様症状、血管浮腫、肝炎、腎機能低下、低血糖、横紋筋融解、失神などがある ● 本剤および類似化合物への過敏症、妊娠または妊娠の可能性のある患者、重篤な肝障害のある患者には禁忌である
オルメサルタンメドキソミル（オルメテック®）		● 高血圧症が適応となる ● 1日1回 10〜20mg を投与、1日最高 40mg 投与可	
テルミサルタン（ミカルディス®）		● 高血圧症が適応となる ● 1日1回 20〜40mg を投与、1日最高 80mg 投与可	
バルサルタン（ディオバン®）		● 高血圧症が適応となる ● 1日1回 40〜80mg を投与、最高 160mg 投与可	● 上記副作用に加えて、間質性肺炎、無顆粒球症の報告がある
カンデサルタンシレキセチル（ブロプレス®）		● 高血圧症、腎実質性高血圧症が適応となる ● 1日1回 4〜8mg を投与、最高 12mg 投与可	

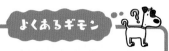

降圧薬の服用指導では、どんなことを伝えればいいの？

● 飲み忘れに気が付いたときに、2回分まとめて飲むと血圧が下がりすぎることがあるため危険です。

1日1回服用の場合	● 服用予定時間から6～7時間以内の遅れであれば、飲み忘れに気が付いたときに1回分を服用する ● それ以降に気が付いたときは、その日は服用せず翌日から忘れないように服用する
1日2回服用の場合	● 服用予定時間から3～4時間以内の遅れであれば、飲み忘れに気が付いたときに1回分を服用する ● それ以降に気が付いたときは、1回服用をやめ次の回から忘れないように服用する
1日3回服用の場合	● 服用予定時間から1～2時間以内の遅れであれば、飲み忘れに気が付いたときに1回分を服用する ● それ以降に気が付いたときは、1回服用をやめ次の回から忘れないように服用する

● 多くのCa拮抗薬はグレープフルーツジュースと一緒に服用すると、薬の効果が2倍以上になります。そのため、薬はできるだけ水または白湯で服用するように説明しましょう。
● 血圧が下がったからといって降圧薬を自己中断することは危険です。自分で判断せず医師・薬剤師に相談しましょう。

 看護実践上の工夫

生活習慣の見直しを！
高血圧は、生活習慣が影響します。薬剤治療だけではなく、減塩、減量、運動、禁煙、ストレス管理などを患者とともに振り返り、どのようにしたら改善できるかを一緒に考えるようにしています。

🐾 抗てんかん薬

一般名（商品名）	外観	効果・適応	注意点
カルバマゼピン （テグレトール®）		● 部分発作の第一選択薬である ● 単純および複雑部分発作にも有効であるが、欠神発作には無効である ● 三叉神経痛に対しても効果がある ● 1日200～400mgを1～2回投与、最高1,200mg投与可	● めまい、複視、眼振、失調、眠気、低ナトリウム血症、発疹、血球減少などの副作用がある
バルプロ酸ナトリウム （デパケン®）		● 全般発作の第一選択薬である ● 欠神発作や部分発作などにも用いられる ● 1日400～1,200mgを2～3回に分けて投与する	● 投与初期には消化器症状や眠気が出現することがあるが多くは一過性である ● 眼振、体重増加、脱毛などの副作用がある
ジアゼパム （セルシン®、ホリゾン®）		● 成人のけいれん重積に対しては、1回5mg（0.1mg/kg）を緩徐に静注し、効果が得られない場合は繰り返し投与を行う（合計20mgまで）	● 急性狭隅角緑内障、重症筋無力症、ショック状態の患者は投与禁忌 ● 生理食塩水、ブドウ糖液に混ぜると白濁するため、希釈せずに使用すること ● 血管痛や炎症・壊死を起こすため、なるべく太い静脈を用いる
フェニトイン （アレビアチン®）		● 発作が長時間続く場合、急速に発作の抑制が必要な場合に使われる ● 125～250mgを50mg/分を超えない速度でゆっくり静注する	● 【アレビアチン®注】強アルカリ性のため生食・注射用液以外と混合しない。血管外漏出に注意 ● 急速な静注は心停止や血圧低下を起こすことがある ● 静脈内注射で血管痛を起こす ● 中毒になりやすく、血中濃度のモニターが必要である

一般名（商品名）	外観	効果・適応	注意点
フェノバルビタール（フェノバール®）		● 強直間代発作、焦点発作、自律神経発作、精神運動発作が適応である ● 1日30〜200mgを1〜4回に分けて投与する	● 眠気、鎮静、不穏、興奮、多動、失調、発疹、血液障害、肝障害などの副作用がある ● 自動車の運転など危険を伴う作業を行わないよう患者に指導する
クロナゼパム（リボトリール®）		● ミオクローヌスにも有効である ● 1日0.5〜1mgを1〜3回に分けて投与する。徐々に増量し1日2〜6mg投与する	● 眠気、ふらつき、流涎、行動異常などの副作用がある ● 急性狭隅角緑内障、重症筋無力症には禁忌である
レベチラセタム（イーケプラ®）		● 焦点発作、全般発作が適応である ● 他剤との相互作用、アレルギー反応はまれである。発作抑制効果も比較的高く、中枢神経抑制に関連する副作用も少ない ● 1日1,000mgを2回に分けて投与する	● 鼻咽頭炎、傾眠、頭痛、浮動性めまいなどの副作用がある
ラモトリギン（ラミクタール®）		● 焦点発作、全般発作が適応である ● 抗うつ効果がある、催奇形性が少ない ● 抗てんかん薬との併用療法に用いる場合、最初の2週間は1回25mgを隔日に経口投与し、次の2週間は1日25mgを1回投与、その後は1〜2週間ごとに25〜50mgずつ漸増する	● 皮膚粘膜眼症候群や中毒性表皮壊死症などの副作用がある
トピラマート（トピナ®）		● 焦点発作、全般発作が適応である ● 1回50mgを1日1〜2回の経口投与で開始する。1週間以上の間隔を空けて漸増し、維持量として1日200〜400mgを2回に分けて投与する	● 傾眠、めまい、摂食異常、しびれ、電解質異常、肝機能異常などの副作用がある
ガバペンチン（ガバペン®）		● 焦点発作が適応である ● 他剤との相互作用がなくアレルギー反応が少ない ● 投与1日目1日量600mg、2日目1日量1,200mgをそれぞれ3回に分割経口投与する。3日目以降は1日1,200〜1,800mgを3回に分けて投与する	● 投与初期には眠気、ふらつきなどの発現に注意する ● 体重増加、注意・集中力・反射運動能力の低下などの副作用がある ● 腎機能障害の患者には用量を調節する

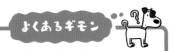

よくあるギモン

抗てんかん薬の服薬指導では、どんなことを伝えればいいの？
● 毎日決められた時間に薬を服用しましょう。
● アルコール、グレープフルーツジュースや他の医薬品が薬の効果に影響することがあるので注意しましょう。
● 飲み忘れてしまったときは気が付いたときに1回分服用します。
● 多少時間がずれた場合でも、その日のうちに1日量を服用するようにしましょう。
● 再発予防には抗てんかん薬の適切な服用のほかに、規則正しい生活、睡眠不足を避けることも重要です。

■ 引用・参考文献

🐾 第1章 --

1) 坂井建雄ほか監. ぜんぶわかる脳の事典. 成美堂出版, 2011, 8-13, 30-5, 56-61, 68-71.
2) 原一之. 人体スペシャル：脳の地図帳. 講談社, 2005, 40.
3) 黒田敏. "脳動脈系". 病気がみえる. vol.7. 脳・神経. 医療情報科学研究所編. メディックメディア, 2011, 50-9.
4) 前掲書3, 河村満. "高次脳機能障害". 139.
5) 花北順哉訳. "中枢神経系の血管支配と血管障害". 神経局在診断. 改訂第5版. 文光堂, 2010, 410-79.
6) 坂井建雄ほか監訳. プロメテウス解剖学アトラス：頭部／神経解剖. 医学書院, 2009, 248-53.

🐾 第2章 --

1) 田中耕太郎. "心原性脳塞栓症". 病気がみえる. vol.7. 脳・神経. 医療情報科学研究所編. メディックメディア, 2011, 71.
2) 国立がん研究センター内科レジデント編. "脳腫瘍". がん診療レジデントマニュアル. 第9版. 医学書院, 2022, 423-4.
3) 前掲書1, 森本雅徳. "頭部外傷". 442.

🐾 第3章 --

1) 日本高血圧学会 高血圧治療ガイドライン作成委員会編. 高血圧治療ガイドライン2019. 2019, 18.
2) 原寛美ほか編. 脳卒中理学療法の理論と技術. メジカルビュー社, 2013, 107.
3) 水尻強志ほか. 脳卒中リハビリテーション. 第3版. 医歯薬出版, 2013, 105.
4) 日本脳卒中学会 脳卒中ガイドライン委員会編. 脳卒中治療ガイドライン2021. 協和企画, 2021.
5) NTT東日本関東病院CCU編著. Heart Nursing Note. 改訂2版. メディカ出版, 2011, 46-57.
6) 篠田淳. "脳・脊髄疾患による呼吸障害". 脳神経疾患看護のアセスメントマスターブック. 石山光枝監. ブレインナーシング春季増刊. メディカ出版, 2007, 35.
7) 松葉章子ほか. "体温". 今さら聞けない脳神経外科看護の疑問Q&A. 石山光枝監. ブレインナーシング春季増刊. メディカ出版, 2011, 95.
8) 小泉博靖ほか. 脳ヘルニアの機序と症状. ブレインナーシング. 29 (4), 2013, 37.
9) 前掲書7, 水谷映美子ほか. "脈拍". 71.
10) 花北順哉訳. "脳幹". 神経局在診断. 改訂第5版. 文光堂, 2010, 134.
11) 塩川芳昭. "脳出血". 病気がみえる. vol.7. 脳・神経. 医療情報科学研究所編. メディックメディア, 2011, 95.
12) 前掲書6, 篠田淳. "麻痺". 49.

🐾 第4章 --

❶ 外科手術一覧と特徴～❺ 脳浮腫の観察・対応
1) 永田和哉ほか. 脳神経外科の基本手技：糸結びからクリッピングまで. 中外医学社, 2003.
2) 田原重志ほか. "脳下垂体腺腫". 脳神経疾患 できるナースの術後管理Q&A. 藤巻高光監. ブレインナーシング夏季増刊. メディカ出版, 2005, 20.
3) 森本雅徳. "頭蓋骨骨折". 病気がみえる. vol.7. 脳・神経. 医療情報科学研究所編. メディックメディア, 2011, 445.
4) 青木重陽ほか. "頭蓋骨骨折". 脳神経外科. 小林繁樹編. 中央法規出版, 2011, 246-8, (新看護観察のキーポイントシリーズ).

❻ 髄液漏の観察・対応
5) 松谷雅生ほか編. 脳神経外科：周術期管理のすべて. 第5版. メジカルビュー社, 2019, 754-7.
6) 菊田健一郎監. ナースが知りたい脳神経外科手術とケアのポイント. ブレインナーシング春季増刊. メディカ出版, 2020, 221.

❼ DVTの予防・対応
7) 肺血栓塞栓症および深部静脈血栓症の診断, 治療, 予防に関するガイドライン (2017年改訂版). https://www.j-circ.or.jp/cms/wp-content/uploads/2017/09/JCS2017_ito_h.pdf (2023年5月閲覧)
8) 肺血栓塞栓症／深部静脈血栓症（静脈血栓塞栓症）予防ガイドライン作成委員会. "脳神経外科手術". 肺血栓塞栓症／深部静脈血栓症（静脈血栓塞栓症）予防ガイドライン【ダイジェスト・要約版】. 第2版. 2004, 65-6.
9) 藤田悟. VTEとは. 整形外科看護. 16 (12), 2011, 12-8.
10) 萩原義人. 静脈血栓塞栓症"予防"でナースが知っておきたいトピックス. Expert Nurse. 29 (3), 2013, 36-46.
11) 松田明正. DVT/PTE"予防"における薬剤の使用とナースの注意点. Expert Nurse. 29 (3), 2013, 47-9.
12) 太田寛史. 弾性ストッキング・間欠的空気圧迫法の"守りたいこと"Q&A. Expert Nurse. 29 (3), 2013, 50-7.
13) 松田明正. PTE/DVTにおける知っておきたい"治療"の進み方. Expert Nurse. 29 (3), 2013, 58-61.
14) 日本脳卒中学会 脳卒中ガイドライン委員会編. 脳卒中治療ガイドライン2021. 協和企画, 2021, 40-1.
15) 一般社団日本集中治療医学会看護テキスト作成ワーキンググループ. 集中治療室看護師のための臨床実践テキスト疾患・病態編. 真興交易（株）医書出版部, 2018, 162-8.
16) 多田愛子. 深部静脈血栓症（DVT）予防. ブレインナーシング. 38 (2), 2022, 224-5.

❽ 電解質異常の観察・対応
17) 市原多香子. "電解質異常". 脳神経疾患看護のアセスメントマスターブック. 石山光枝監. ブレインナーシング春季増刊. メディカ出版, 2007, 141-50.
18) 前掲書5), 709-17.
19) ウィリアム・F. ギャノング. ギャノング生理学. 原書25版. 岡田泰伸監. 丸善出版, 2017.

⑨ 術後けいれんの観察・対応

20) 落合慈之ほか監．“痙攣”．脳神経看護ポケットナビ．中山書店，2007，40．

21) Proposal for revised clinical and electroencephalographic classification of epileptic seizures. From the Commission on classification and Terminology of the International League Against Epilepsy. Epilepsia. 22 (4), 1981, 489-501.

22) 峯浦一喜．“けいれん（痙攣）”．標準脳神経外科学．第11版．山浦晶ほか監．医学書院，2009，125-8．

23) 川合謙介．けいれんの原因疾患とその病態．ブレインナーシング．21 (6)，2005，27-33．

24) 馬場好一．外科治療周術期の看護と治療．ブレインナーシング．25 (8)，2009，40-7．

25) 宮園正之．けいれんしている！．ブレインナーシング．27 (8)，2011，34-8．

26) 前掲書5，川合謙介．“痙攣”．458-75．

27) 前掲書15，黒田泰弘ほか．“てんかん重積状態”．108-12．

28) てんかん診療ガイドラインてんかん作成委員会編．てんかん診療ガイドライン2018．日本神経学会監．https://www.neurology-jp.org/guidelinem/tenkan_2018.html（2023年4月閲覧）

29) 米田博輝ほか．“痙攣”．救急診療指針．改訂第5版．日本救急医学会指導医・専門医制度委員会，日本救急医学会専門医認定委員会編．へるす出版，2018，281．

第5章

1) 杉生憲志．“脳動脈瘤”．脳神経血管内治療と看護のすべて．坂井信幸監．メディカ出版，2011，42-68．

2) 前掲書1，里見淳一郎．“脳動静脈奇形”．69-84．

3) 前掲書1，大石英則．“硬膜動静脈瘻”．85-92．

4) 植田敏浩．誰でもなる！脳卒中のすべて．集英社，2009，85-133．

5) 野口純子．IVR看護：総論．看護技術．57 (11)，2011，34-6．

6) 日本脳卒中学会，日本脳神経外科学会，日本脳神経血管内治療学会．経皮経管的脳血栓回収用機器適正使用指針．第4版．2020年3月．

7) 日本脳卒中学会脳卒中医療向上・社会保険委員会rt-PA（アルテプラーゼ）静注療法指針改訂部会．rt-PA（アルテプラーゼ）静注療法適正治療指針．第三版．2019，5．

8) 日本脳卒中学会 脳卒中合同ガイドライン委員会．脳卒中治療ガイドライン2021．協和企画，2021，52．

第6章

1) 永井秀雄ほか編．“系統別ドレーン・チューブ管理脳神経系”．臨床に活かせるドレーン＆チューブ管理マニュアル．学研メディカル秀潤社，2011，24-39．

2) 堀越徹ほか．脳神経疾患病棟でみるドレーン．ブレインナーシング．24 (6)，2008，18-26．

3) 内藤雄一郎ほか．押さえておこう！ドレーンのしくみと管理の基本．ブレインナーシング．24 (6)，2008，27-34．

4) 久保慶高．安全なドレーン管理．ブレインナーシング．24 (6)，2008，35-40．

5) 山田勝．どうなったら危険？正常と異常の見分け方．ブレインナーシング．24 (6)，2008，41-8．

6) 池田亮．丸ごと理解！術後ドレーン管理．ブレインナーシング．27 (6)，2011，12-41．

7) 武富英子ほか．ドレーン・シャント管理．ブレインナーシング．28 (5)，2012，27-31．

8) 医薬品医療機器総合機構PMDA医療安全情報．開放式脳室ドレナージ回路使用時の注意について．No.52．2017年12月．https://www.pmda.go.jp/files/000221682.pdf（2023年4月閲覧）

9) 大坪賢治．ドレーン管理．ブレインナーシング．35 (10)，2019，6-11．

第7章

1) 茂木洋晃．水頭症の機序と症状．ブレインナーシング．29 (4)，2013，40-4．

2) 新井一．“水頭症”．標準脳神経外科学．第11版．山浦晶ほか監．医学書院，2009，295-302．

3) 三木保監．“水頭症”．病気がみえる．vol.7．脳・神経．第2版．医療情報科学研究所編．メディックメディア，2019，172-81．

4) 石川正恒．“特発性正常圧水頭症”．脳神経外科：周術期管理のすべて．改訂第3版．松谷雅生ほか編．メジカルビュー社，2009，571-7．

5) 長田秀夫ほか．“穿頭術・シャント手術”．イラストでわかる脳神経外科手術と術式別ケア．藤井清孝監．ブレインナーシング夏季増刊．メディカ出版，2008，139-73．

6) 南川貴子ほか．“シャント術（V-Pシャント術・V-Aシャント術）”．術前術後の看護・治療の流れがひと目でわかる脳神経外科疾患別看護マニュアル．田村綾子監．ブレインナーシング春季増刊．メディカ出版，2012，154-63．

7) 日本正常圧水頭症研究会，特発性正常圧水頭症診療ガイドライン作成委員会編．特発性正常圧水頭症診療ガイドライン．メディカルレビュー社，2004，16-126．

8) CODMAN HAKIM 圧可変式バルブ シャントシステム．https://www.integralife.jp/file/general/JPN_150924_20400BZY00283000_A_11_0_HakimProgrammableValveShuntSystem.pdf（2023年4月閲覧）

第8章

1) 岡崎哲也ほか．廃用症候群対策．総合臨牀．51 (12)，2002，3189-95．

2) 相澤病院総合リハビリテーションセンター．“運動麻痺の評価”．脳卒中リハビリテーションポケットマニュアル．原寛美監．医歯薬出版，2008，61-5．

3）舌間秀雄．関節可動域制限に対する運動療法．理学療法．30（1），2013，25-33．
4）神原正樹ほか．口の健康と口腔ケア．難病と在宅ケア．18（11），2013，41-3．
5）有友たかねほか．リハビリ病棟の口腔ケア．リハビリナース．5（6），2012，63-7．
6）大類孝ほか．呼吸器内科からみた脳卒中．分子血管病．14（1），2005，74-9．

🐾 第9章 --

1）島田和幸ほか編．今日の治療薬2022：解説と便覧．南江堂，2022．
2）髙久史麿ほか監．治療薬マニュアル2022．医学書院，2022．
3）橋本洋一郎ほか．虚血性脳血管障害急性期治療のためのくすり①．ブレインナーシング．26（11），2010，14-20．
4）橋本洋一郎ほか．虚血性脳血管障害急性期治療のためのくすり②．ブレインナーシング．26（11），2010，21-5．
5）間中浩．脳血管攣縮治療のためのくすり．ブレインナーシング．26（11），2010，26-9．
6）青木伸夫．血圧管理のためのくすり．ブレインナーシング．26（11），2010，30-6．
7）日本高血圧学会 高血圧治療ガイドライン作成委員会編．"臓器障害を合併する高血圧"．高血圧治療ガイドライン2019．2019，94-100．
8）赤松直樹．てんかんの薬物治療と看護．ブレインナーシング．29（8），2013，15-21．

索 引

振り返りテストダウンロード方法

本書の資料は、WEBページからダウンロードすることができます。以下の手順でアクセスしてください。

■メディカID（旧メディカパスポート）未登録の場合

メディカ出版コンテンツサービスサイト「ログイン」ページにアクセスし、「初めての方」から会員登録（無料）を行った後、下記の手順にお進みください。

https://database.medica.co.jp/login/

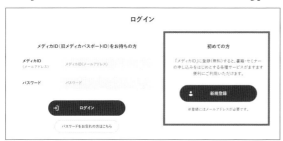

■メディカID（旧メディカパスポート）ご登録済の場合

①メディカ出版コンテンツサービスサイト「マイページ」にアクセスし、メディカIDでログイン後、下記のロック解除キーを入力し「送信」ボタンを押してください。

https://database.medica.co.jp/mypage/

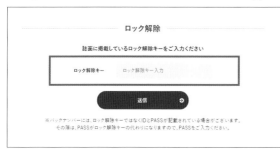

②送信すると、「ロックが解除されました」と表示が出ます。「ファイル」ボタンを押して、一覧表示へ移動してください。

③ダウンロードしたい資料のサムネイルを押すと「ダウンロード」ボタンが表示され、資料のダウンロードが可能になります。

ロック解除キー　30nouge2060490

＊WEBページのロック解除キーは本書発行日（最新のもの）より3年間有効です。有効期間終了後、本サービスは読者に通知なく休止もしくは終了する場合があります。

＊メディカID・パスワードの、第三者への譲渡、売買、承継、貸与、開示、漏洩にはご注意ください。

＊ロック解除キーの第三者への再配布、商用利用はできません。データは研修ツール（講義資料・配布資料など）としてご利用いただけます。

＊図書館での貸し出しの場合、閲覧に要するメディカID登録は、利用者個人が行ってください（貸し出し者による取得・配布は不可）。

＊雑誌や書籍、その他の媒体および学術論文に転載をご希望の場合は、当社まで別途お問い合わせください。

＊ダウンロードした資料をもとに作成・アレンジされた個々の制作物の正確性・内容につきましては、当社は一切責任を負いません。

※本書は、単行本『はじめての脳神経外科看護』（2014年刊行）を大幅に加筆・修正したものです。

NEW はじめての脳神経外科看護―"なぜ"からわかる、ずっと使える！

2023年7月20日発行　第1版第1刷

編　著	横井　靖子
発行者	長谷川　翔
発行所	株式会社メディカ出版
	〒532-8588
	大阪市淀川区宮原3-4-30
	ニッセイ新大阪ビル16F
	https://www.medica.co.jp/
編集担当	細川深春
編集協力	中倉香代
装　幀	クニメディア株式会社
組　版	株式会社明昌堂
本文イラスト	福井典子／渡邊真介
印刷・製本	株式会社シナノ パブリッシング プレス

ISBN978-4-8404-8184-7　　　　　　　　　　　　Printed and bound in Japan

当社出版物に関する各種お問い合わせ先（受付時間：平日9：00～17：00）
●編集内容については、編集局 06-6398-5048
●ご注文・不良品（乱丁・落丁）については、お客様センター 0120-276-115